让阅读走心
让阅历丰盛

生命的跳转

当癌症遇上心理学

纳辉◎著

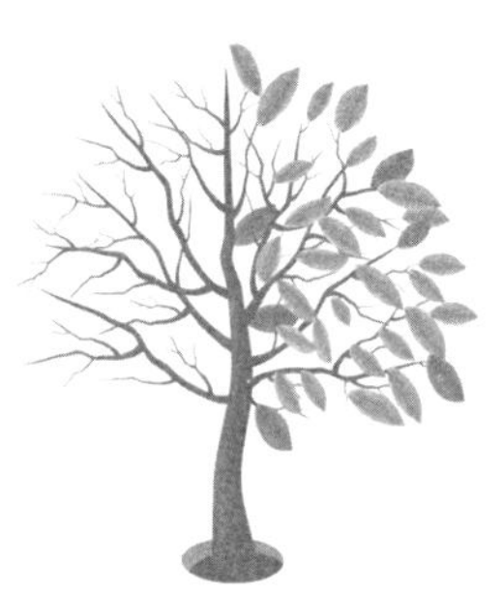

廣東旅游出版社
GUANGDONG TRAVEL & TOURISM PRESS
悦读书·悦旅行·悦享人生
中国·广州

图书在版编目（CIP）数据

生命的跳转：当癌症遇上心理学 / 纳辉著．—广州：广东旅游出版社，2018.10
ISBN 978-7-5570-1454-4

Ⅰ．①生…　Ⅱ．①纳…　Ⅲ．①癌—医学心理学—通俗读物　Ⅳ．①R73-49

中国版本图书馆 CIP 数据核字（2018）第 183751 号

生命的跳转：当癌症遇上心理学
Shengming de Tiaozhuan：Dang Aizheng Yushang Xinlixue

广东旅游出版社出版发行
（广州市环市东路 338 号银政大厦西楼 12 楼　　邮编：510180）
北京雁林吉兆印刷有限公司印刷
（地址：北京市密云县十里堡镇红光村 47 号）
广东旅游出版社图书网
www.tourpress.cn
邮购地址：广州市环市东路 338 号银政大厦西楼 12 楼
联系电话：020-87347732　　邮编：510180
787 毫米 ×1092 毫米　　16 开　　14.75 印张　　169 千字
2018 年 10 月第 1 版第 1 次印刷
定价：49.00 元

我觉得癌症是位老师，它是一位教会我们“认清生命真谛”的老师，让我们彻底认清生活的真相后更懂得生命的意义。

——恳请大家在对癌症的措辞上有所调整，不要一提癌症就把它当成绝症，要知道万事万物都有能量，包括花草树木、语言声音、文字绘画都蕴藏着力量，以及对人精神和心灵的影响。

——人生就是一场旅行，活着就是最大的幸福，经历就是我们最大的财富。在最美的芳华遇到最好的自己。

——我们不是要寻找疾病的成因，而是要理解疾病传递的信息，重新安排我们的生活，不是我们治愈了疾病，而是疾病改变了我们。

——这是一个真实的人生故事，感谢父母对我的爱和理解，允许我去解读生命的意义。也希望更多的人和家庭能够通过这本书去理解和享受爱的真谛。

目 录
CONTENTS

*

CHAPTER 2

下篇 / 康复

第二章　付出——每一种孤独都有陪伴　/ 119

第三章　重建——生命的重建　/ 157

推荐序 1

爱的流动，是最好的疗愈

一口气读完了这本书，这是一本非常有价值的书。纳辉用自己的生命书写了这本书，她是一个阳光开朗、积极向上的人。命运跟她开了一个玩笑，一个非常大的玩笑，但整个过程，她都顽强地走了过来。她没有惧怕，她是迎着它走过去的。

在与病魔斗争的过程中，她显示了自己的力量，也体现了家庭的爱与支持对疗愈过程有多重要。她有着爱她的父母与温暖的家庭。癌症多是因情绪而得的。疾病只是对爱的一种需要和渴望的表达。当有一天，我们看到疾病背后的真相，也真正理解了爱的真谛，疾病就会失去它存在的价值和意义。当爱被表达，当爱开始流动，就是最好的疗愈。疾病是人生的功课，痊愈是生命的本能。

这本书带给世人的价值在于，用生命唤醒更多的生命。让那些有爱的家庭能够重新看待自己的亲人，能够改变更多的家庭。

其实每个生命都是自由的，需要自由地成长。就像一粒种子，种在土地里，生根发芽开花，经历风雨。它不需要被赋予什么意义，或成为什么，它本来是什么，或本来的意义是什么需要被尊重。

这本书的价值还有一点，就是那么真实，那么源于生活，既普通又伟大。往往伟大就在生活和平凡当中。每个生命都是值得被尊重的。如果我们想要得到爱，就要懂得尊重，尊重生命的自由。希望这本书能唤醒这份尊重，让更多的家庭和谐，更多的人得到健康。谢谢作者!

身心能量疗法创始人　肖然

推荐序 2

让阳光重新照进生活

望着夏日天空中飘下来的绵绵细雨，提笔为纳辉即将出版的新书写序，心情不免有些惆怅、沉重。

我和她相识于 20 年前，那时的她，供职于首都一家令人羡慕、声名远播的单位，是一个洋溢青春、充满朝气的外企白领。我虽然年长一些，可是和她能聊到一块，是北京姑娘的那种包容和大气把我们连在了一起。我们由开始的工作关系，发展到姐妹情谊，直至今日。在我所有旅居海外的亲朋好友中，最让我关心的，儿子是第一位，纳辉排第二位。这也是我最早得知她得病、知道她为了战胜病魔经历的种种劫难、第一个看到这本书的原因。

我为她出书感到由衷的高兴，但真的不想为这本书写序，不是因为它让我流泪、难过（我是流着眼泪看，流着眼泪写的），而是不甘愿她遭受这般痛苦。我很想为她的比如书名为《快乐，生活着》《哈哈!! 大笑》之类的书写个序，让她永远都被幸福包裹着。因为从我认识她的那天起，在我脑海里永远定格的是那张笑脸。偏偏造化弄人，让这么乐观的一个人去面对那种惊恐和痛苦。真有老天爷吗？是你的哪颗棋子摆错了吗？也许这就是生活？酸、甜、苦、辣、咸五味俱全。人间百态，啥事都能遇上。

这本书，角度独特，叙事平实，说理透彻。字里行间，充满了作者战胜病魔的信心和乐观。从得病到治疗，她都以积极乐观的心态、强烈的求生欲望，配合医生的治疗，应对病魔的挑战。将“癌”视为“小病”，可见作者的乐观和强大。如果我们无法选择疾病，那么必须选择面对疾病的态度。越坚强、越乐观、越积极，希望就越大！此时的她，已不再是一位弱女子，而是一名坚强的战士。决不轻言放弃，是她新的生活理念。通过战胜病魔的亲身经历，作者告诉我们：癌症并不可怕，战胜它，就是自我回归的信使；战胜它，就是资源和财富；战胜它，能让人有机会一生活出两辈子！

当癌症袭来，面对如惊涛骇浪般的恐惧和困惑，她用理智和智慧应对，分解、排除直至最后战胜它，让阳光重新照进生活。人们把这种女人比喻成会收拾屋子的女人，不管处于多么糟糕的情况，她总是保持乐观向上的态度，不管在哪里，豪宅也好，陋室也罢，她都能把它布置得非常静雅且有情调。谁都难免遭遇病魔的侵袭。可是，我们始终要有这样的信心：人类的意志比病魔更强大，家人的关爱，朋友的关心，自己的努力，能帮助我们战胜病魔，赢得曙光。这就是本书给予我们的启迪。

《光明日报》（国际版）主编、高级编辑　刘莘

推荐序 3

过好更加美丽的后半生

我和纳辉一起共事过几年，她移居加拿大之后我们就渐渐中断了联系，直到几个月前，她主动发来的一条微信又把远隔重洋的我们紧紧地联系在了一起，我们之间多了一个新的称谓：病友！

我是 2017 年春节后确诊的乳腺癌，手术后又经历了痛苦的化疗，她曾给了我几点建议（她在书中都有提及），化疗期间用心揣摩遵循她的建议（习惯），对平稳度过非常有帮助。拿到文稿后，我一口气就读完了，心有戚戚焉，感触良多。

最触动我心弦的是书中一段关于治疗结束仪式的描写，乳腺癌病患在加拿大完成放化疗的所有疗程的那一刻，医院会请病患自己摇响铃铛或按下喇叭，在场的所有医生护士和病友们为她们热烈鼓掌，给她们一个个充满热情和祝福的拥抱，这种令人兴奋和感动的仪式真的是非常必要的。

我每次在医院门诊接受化疗的时候，都会遇到一两个最后一次接受化疗的病友，看到她们脸上难以抑制的兴奋而无从释放的表情，听到她们离开时低声碎碎念着（化疗室病人太多，护士会时刻提醒不要讲话）“我可自由了，我可解放了，我要周游全世界”的“豪言壮语”，当我自己从取出埋置了几个月的输液管的处置室走出来，与等候在门口的爱人相拥而泣的时候，试想如果能有这样一个简单而热烈的仪式，那该是多么令人振奋，标志着我们这些美丽的女人从此破茧成蝶，完成了生命的一次升华。

心理学对病患及家属的辅助治疗作用很大。我生病后在病友的推荐下购买了露易丝·海的《生命的重建》，书中提到了利用心理学的工具和方法帮助病患进行心理疏导，重建健康的心理状态和生活方式。纳辉也多次提到了冥想疗法（与真实的自己对话）、催眠疗法、家庭系统排列等心理学技术对病患和家属的帮助。

洋洋洒洒地说了这么多，是读了书稿后的几点真实的感受，有人问我为什么会如此坚强和洒脱，我总认为，命运给了什么我就接受什么，“一切都是最好的安排”，感恩这次大病带给我前所未有的体验。我会调整好心态，调整好工作的步伐和节奏，调整好生活饮食起居的习惯，在康复的路上，借助心理学和合理的运动，紧握大洋彼岸病友递给我的那双温暖的手，过好更加美丽的后半生，和姐妹们一起慢慢地优雅地老去！

病友　温迪

自序

癌，需要爱

现今社会，癌症在全球扩增的速度和流行之广，比我们想象得要严重得多。越来越多的家庭因面对癌症而恐慌，2017 年中国城市癌症报告显示，中国城市居民从 0~85 岁，累计发生患癌风险为 35%，即每个人都有 3 成患癌风险。从全球来看，日本于 2016 年年底在《癌症对策基本法》中毫无隐瞒地宣布，日本率先进入每 2 人中就有 1 人一生中会患上癌症的时代。官方数据显示，英国、加拿大等国家有 50% 以上的人一生中至少患过一次癌症。

在我定居加拿大前后，我考虑最多的是语言、工作、交友，以及生活问题，以期尽快适应异国他乡的新环境，我用我的中医心理学知识帮助“好山好水好寂寞”的海外华人认识情绪与疾病的关系，努力适应陌生的环境，选择积极向上的生活。当我大刀阔斧地走在自助与互助的道路上准备开创一番新天地时，老天让我用我的身体和经历认真解读了一下情绪与疾病的典型关系，给了我一个把心理学理论和实际相结合的实践机会，我也不得不从面对“如何生活下来”变成了“如何能活下去”。

有人说，你的癌症没事，比那些晚期或者其他部位的癌症要轻多了。但是癌症的发生对于每一个个体、每一个家庭而言都是100%的伤害。癌症袭来，如同在浩渺的大海里奋力拼搏向前游泳，突然惊涛骇浪扑过来，人就被拍到了水底，被埋在大海里，喘不过气来。从手术、接受现实到放化疗治疗，整个过程可以说对人的精神和肉体都是打击、摧残和重创。如果说癌症的发作至少要5~10年，那只能说过去我过得并不快乐，但这一次，我差点被淹死，被咸咸的海水呛得喘不过气来。直到治疗结束，才费尽全身力气，把呛的这口水吐出来，调整姿势再出发。待浊气下降、阳气上升时，一切都有了新的希望。

我知道，没有人可以为我们的身体埋单，只有自己可以为自己的生命负责。当我站在尊重生命的高度和自己对话时，我知道活下来再重建一切才有意义。都说21天养成一个习惯，我利用放化疗的7个21天养成了7个新的习惯，我开始学习爱自己、冥想、用快乐填满生活、融入大自然、品味美食、正念、活在当下。走过这一切，我终于看清了癌症这份看起来相当难看的“礼物”，让我看到了不是我们治愈了疾病，而是疾病改变了我们。疾病是让我回归内在的信使，让我看到了自己所拥有的财富和资源，缩短了成为自己的时间，有机会用一生，活出不一样的两辈子。

癌症本身就是向死亡的靠拢，是对生命的一种放弃，爱是温暖和化解癌的良药。在我身处困境时，是学生、家人、朋友把脆弱的我从死亡的边缘拉了回来，用援助之手、用无条件的爱托起了我曾经的放弃，Raise me up（鼓舞了我），我终于走出了阴霾，走到了阳光里。而当治疗结束，那些在紧急情况下围绕着我的帮助逐渐离去后，我终将要面对独处并要继续生活，为了不让癌症重来，只有我们自己以无条件的爱来继续支持自己。

在治疗癌症的过程中，我看到了人们在对待癌症上的生活态度，这也让我开始重新认识癌症这个“小病”，认识疾病，认识自己，认识人生。真实最美，真实最有力量。希望我对生命的这份真实感受，能够给予对“癌症”存有恐慌的国人一点点帮助。

我要感谢我的家人坚定不移地陪伴我、照顾我；感谢我的亲朋及全体学生不离不弃地鼓励我、支持我；感谢加拿大友人在我放化疗期间对我全家老小的照顾；感谢各位医生、心理大咖温暖而专业的心理帮助和长情陪伴。感谢你们，还有太多需要感谢的人，你们的名字都镌刻在我的心里。

最后，祝福所有人都能热爱自己，热爱自己这具身体，喜乐、安康、幸福地享受这一生一世。

2016 年 1 月—2017 年 5 月

加拿大、中国、加拿大

C H A P T E R

1

上篇 / 病来

*

第一章
风起——不抱怨的世界和人生

*

不抱怨的磁场，将引来更多平安喜乐。当我们决定接纳各种人、事、物，并从中发现其光明面时，我们会体验到越来越多的良善和美好。因为我们的关注，将使这样的期许在生活中实现。

——威尔·鲍温

*

我们每个人都是哭着来到这个世界，面对新世界，心中充满恐惧。但是每个人又都努力让自己活下来，并努力让自己活得更好。即便生活辜负了你，你也可以活出一个靓丽的自己。

*

无论面对怎样的困难，也要活成幸福的典范

这世间，所有苦难皆有意义，那些吃的苦，忍的痛，扛的罪，流的泪，最后都会成为照亮前进的路。困难只是暂时的，一切终将过去。

我是一枚从小生活在皇城的北京大妞，从小衣食无忧，父母为我的学习、工作和生活铺平了所有道路。当然也因为自己的努力及对“优秀习惯”的迷恋，一路保送上了大学，毕业当了三年高中物理教师后，就在外企开始了十几年极富小资情调、表面风光、收入不高、异常忙碌的白领生活。得益于老东家优质的资源平台，以及对我的厚爱，每天的日子过得丰盈而充实，最主要是这种体面的生活满足了我所有的虚荣心，骄傲和满足一直涤荡在我的潜意识里。定居加拿大后，我的生活发生了改变。

虽然已经很多次踏上异国他乡的土地，也曾遐想过会遇到的困难，但真正生活起来，却发现每天遇到的各种难题如排山倒海一般扑面而来。借用同为北京大妞的友人一句话：“过去我蔑视一切，现在一切蔑视我。”

每一个在国外生活的人都有一部血泪史。

但无论面对怎样的困难，除了面对和积极解决之外，我没有一丝一毫抱怨和后悔过当初的选择，没有抱怨过“为了孩子接受好的教育而牺牲了自己的人生”。因为我知道，对于孩子来说，他并没有选择出国，父母在哪里，家就在哪里，所有出国的选择都是家长自己的决定，所以，我一直无限感谢儿子在陪我实现我新的人生梦想。

我始终对加拿大保持着初恋般的热爱和包容，并把所谓的失落和面对困难的茫然当作老天送给我的礼物，希望从中学习什么，以此转化成动力，努力学习，让自己变得更好，尽快适应所有的问题。同时我也深知：要想让孩子幸福，自己就必须活成幸福的典范。我们能给孩子最好的人生礼物就是让他看到：在任何逆境下，他的妈妈都没有放弃对生活的希望，而且充满了不屈不挠的斗志，让生活更加幸福而美好。

来到加拿大以后，面对那么多困难却没有人可以帮我分担。在国内的时候，我就开始学习心理学。我知道，当人离开熟悉的土地，失去归属感，失去了根基的时候，孤独的情绪就会引发出来。每次想到孤独一词，就会有眼泪涌出，第一年里最大的困难就是孤独感、无助感、无力感，这一年，很难，难在心里。

为了更好地活下来，一方面我自己每天坚持学习心理学，并运用自己所学知识，做到自我调节和心理疗愈。另一方面，我也帮助华人及其他族裔的移民讲解心理学知识。甚至为了一次只有几个人的身心公益讲座，一天开车 7 个小时，中午只喝一瓶矿泉水，吃几块饼干，没有叫过苦，没有喊过累。我知道，在传播健康的路上，帮助别人就是在帮自己，只有做才能有希望。我坚信：这世间，所有苦难皆有意义，所吃的苦，忍的痛，扛的罪，流的泪，最后都会成为照亮前进路上的明灯。困难只是暂时的，一切终将过去。

身体健康和心理健康共同构成了高品质的生命基础。我鼓励大家多参加积极、阳光正向的心理课堂，因为在这个世界上，每个人都会有或多或少的心理问题，在群体学习中，我们将不再是孤立个体。有归属感，人就会有安全感，情绪更容易稳定。我们应该让更多的正能量充满生活的每一天。

“做一名爱与健康的传播使者是我今生的使命”在我心里扎下了根，我希望通过传播爱和健康，帮助大家建立一片心灵的家园，能够在异国他乡享受积极向上、幸福健康的生活。

*

跳转的生命，致命的诊断通知书

身体是会说话的，当我们感觉压力和痛苦时，身体会帮助我们屏蔽所有的感觉。那些不能承担的精神痛苦，将转而由身体去承担。身体一直在对我们说话，身体随时都在向我们发出信号，希望引起我们的注意，只是我们不愿意倾听，没有耐心去听，甚至认为听不懂。

在加拿大生活一年之后，我的工作和生活变得越来越顺遂起来，英语已经没有问题，个人也得到了社会的认可，工作开始初步有了眉目。我的生活是紧张、忙碌、积极向上的，除了抵达加拿大 3 个月之后，我发现乳房上部长出一个小小的软软的包包，我每天还会抽出半小时到一小时锻炼身体，我没得过一次感冒。为确认自己的健康状况，又专门去看过医生，做了乳腺超声检查，一切都很正常。我很开心。

直到 2015 年年底，我身体开始出现了一些问题。先是每天都会头晕。因为我一直坚持练功，我想应该是身体在把过去的毛病发出来的修复过程。半个月后头晕好了，8 年前因为吃糖葫芦而被崩掉了半颗牙，那保存下来的另外半颗牙开始持续用疼痛向我发威，最后我不得不花了 2000 元人民币让它退役，这也是我人生中拔的第一颗牙。至此，我引以为荣的 32 颗牙，变成了 31 颗。又过了几天，不知道为啥，我突然踩空了家里的楼梯，摔下来的一瞬间，我的左臂在空中甩了一下，就平稳地坐在一层地板上了，1 分钟后，我活动了一下胳膊，扭动了一下丰满的臀部，不禁窃喜，屁股大就是有好处，居然尾椎没事，哪里都没事。两天之后，我左臂突然觉得很难受，左侧锁骨鼓起，紧急看了医生，照了片子，结果，骨头安好，只是行动不便。时至今天，才发现问题出在左侧背部肌肉攒起了一个疙瘩，疼痛影响至今。

心理学研究表明，身体是会说话的。意外事故的发生意味着“无法为自己说话，无法反抗权威”。牙齿问题则“代表决定”。“疼痛”的心理问题是渴望得到爱，渴望被拥有。乳房代表了母性、养育和营养，乳腺出了问题，背后的心理原因是“拒绝给自己营养，把其他人看得比自己重要，过度关爱别人，过度保护别人，过度忍受”。身体呈现出这么多问题，可是我没有听懂，也不知道该怎么办，只是头疼医头，脚疼医脚。

又过了几天，我发现乳房上那个小小的包包有点逐渐变大，变硬了，而且每次照镜子，好像它就站在那里，挑逗性、骄傲地向我招手：“快看我，快看我。”虽然我深信它不是癌，但也觉得是留着无用的家伙。

在我的再三请求下，家庭医生给我预约了乳腺 B 超和靶向检查。2016 年 1 月 14 日，家庭医生的一个结果打乱了我所有的思路。靶向检查没有看出问题，正在我们都高兴的一刻，医生发现乳透检查结果还是有问题，要我马上做穿刺实验。我瞪大了眼睛看着医生，看到我的慌乱，她又摸摸我的结节说：“我觉得没事，但是我们还是做个例行检查。”医生的话及那一摸，对于诊所里始终保持笑容的我来说，好像在梦中，一瞬即逝。当我走出诊所大门之后，心情开始逐渐低落，我开始慌张，恐惧，不知所措。

当我拿到诊断报告认真阅读时，再次被报告上的单词震惊了。这是一个如此陌生的词汇，以至于我必须查字典进行确认。诊断结果显示：高度怀疑恶性。我读懂了这个单词的瞬间，我再也没有在诊所里面对家庭医生时的笑脸和淡定，脑海里一直萦绕着那个挥之不去的生僻单词。

*

身体告诉我得病的真相

每一种疾病都有一段故事，都是在向我们诉说着什么。疾病袭来，可以全身放松，躺在床上先做个自我催眠或者自我对话，去听听那个疾病告诉我们什么，你将看到疾病背后的原因和真相。当疾病治愈的时刻，也就完成了其历史使命。

运用我的心理学方法，我决定晚上给自己做个催眠，去问问那个结节怎么了，她想告诉我什么。

当晚，平躺在床上，全身放松，然后做几个深呼吸，让自己逐渐平静下来，我开始跟身体对话，并用手摸着那个结节对话。

“你怎么了？”

当问题一抛出，眼泪便如断线的珍珠一般洇湿了整个枕头，我哭得非常非常伤心。一个声音告诉我：我非常委屈，非常伤心。我的故事在泪水中重现，我一直是个顺从听话的好孩子，直到40多岁了，当真正看到、了解自己内心需求之后，我的“叛逆期”才姗姗来迟，这让我的家人无法理解。

我努力地在加拿大生活，希望有一天可以证明给他们看，请他们相信，我可以找到属于我的幸福。但是在心里，却一直在逃避父母对我的不理解，我无法面对，也无法解决。这是一场“心理游戏”，我把自己当成筹码抛了出去，肿瘤只是一个内心用来逼别人让步的衍生品。这就是疾病背后的真相。

那一刻，我突然觉得自己太幼稚了。我导演了这出大戏，但我知道那其实根本不是父母想要的，他们一直太爱我，一直在为我担心，怕我不幸福，怕我受苦，所以才苦口婆心劝我。以父母的经验和成长背景来说，他们用全部的爱来爱我，保护我，这个真相是肯定的，看到了这点就不该再去责怪他们，他们给了我生命，这就是最好的礼物和恩赐，我应该感谢这份恩赐。我需要做的是把父母的人生还给他们，因为我背负不起他们的所有期待，背负不起他们想要的生活。我要做我自己，过我自己的人生，好好活下来，而且活得精彩。

当我不自主地说出很多心里话之后，我看到，那个小结节就像一个小姑娘，在哭泣。她好小，好可怜，她希望能够融化在我的身体里，因为她本来就是我的一部分，她只是通过她的变化来引起我的注意，引起我的思考，她是在用她自己的身体来保护我，帮助我，我要感谢她的存在，感谢我自己的这份觉知。

最后，我摸着结节说“对不起，谢谢你，请原谅，我爱你”之后，我看到她已经变成一片红色，融化在了血液里。我知道她出自我的身体，她是我身体里的一部分，我要让她的能量流动起来，然后化开，让好的细胞到她该去的地方，不好的细胞随身体排出体外。我要健康。

每一种疾病都有一段故事，都是在向我们诉说着什么。当疾病治愈的时刻，也就完成了其历史使命。

*

一段死而复生的视频，告诉我们这个世界每天都有奇迹

只要困难没有杀死你，你就会变得更强大。这个世界告诉我们，每天都有奇迹发生。

拿到诊断通知的第二天早上，我很早就醒了，像没事人一样去上college（学院）了。

说来也巧，第一堂课老师就让我们看了一段视频，并围绕这段视频展开讨论。视频是关于加拿大人民心中的抗癌英雄——泰瑞·福克斯的故事。当时年仅22岁的他，在面对骨癌和一条腿被截肢的困境下，毅然开始了从加拿大大西洋沿岸到太平洋沿岸的长跑，为对抗癌症的医学研究募集捐款。虽然他的长跑进行了一半就由于骨癌恶化不得不停止，泰瑞本人也很快被癌症夺去了年轻的生命，但他那不屈的抗癌精神却与世长存。

观看视频的整个过程中，老师及班里很多女同学都在用纸巾擦拭眼

角的泪珠，大家又情绪激动地开始各种感慨。课程最后，老师教给了我们两句加拿大俚语：

When life gives you “lemons”，make lemonade.（备注：lemons在俚语中是“破旧老爷车”之意，可以理解为：“即便生活辜负了你。”全句解为：“即便生活给了你一个酸柠檬，你也要把它做成甜甜的柠檬水。”）

Whatever doesn't kill you，makes you stronger.（意为：“只要困难没有杀死你，你就会变得更强大。”）

难道这是上天特意安排的课程吗？这俚语是老师在告诉我什么吗？在整个这节听说课上，我的思绪不得不被“癌症”这个词围绕，那个小结节也一直在阵阵作痛，仿佛说到了她的伤心处。

晚上回到家，我静静地看着儿子，突然觉得他好可爱，我还有责任要照顾好他。也许是发现我在看他，儿子问我：“妈，你怎么了？”他这么一问，我不禁哭了。

看到我哭，儿子过来安慰我说：“你天天学心理学，天天还给别人讲课，怎么到自己就全都不起作用了呢？如果你一直这么哭下去，到检查那天也不会有什么变化和结果。如果你不哭了呢，后面的事情你自己都知道。还是干点高兴的事，别老瞎想了。我推荐你一个视频看看吧，你看看人家都快死了，现在也没事了，你才哪到哪呢？”

听罢，我笑了，然后打开了儿子推荐的视频：安妮塔·穆贾尼在讲述她自己的故事。

安妮塔·穆贾尼是在香港长大的印度女人。在她40多岁的时候，她身患癌症，全身溃烂，濒临死亡。就在医生宣布她还有2个小时生命就会结束的时候，她的灵魂升上了天堂，见到了天堂的父亲。从小她的父亲就对她非常严格，她一直在抗争，一直不理解，直到她看到了父亲给予她的无条件的爱之后，她一下子释然了。在她选择继续留在人间，灵魂再次回到身体的 4 天以后，她身上的肿瘤缩小了 70%，一个月之后，她康复出院，至今医学界还在研究她的案例。看整个视频的过程中，我从头哭到尾，我知道我也需要与父亲的和解，才能重生。

在这个视频之后，电脑自动播放的是著有《深度唤醒》系列书的作者、香港心理学博士钟灼辉的故事。2004 年，他驾驶的滑翔机意外从高空坠落，险死还生却被医生宣判终生残障。作为心理认知专家的他，开始不停思考生命发展的可能，并启动长达半年的自救治疗。这个过程，让他发现原来每个人的身体里都有一种与生俱来、可以创造生命奇迹的自愈能力——潜意识，他通过 144 天的自我催眠，最终奇迹般康复。

此前，我也看过他的书，但没有什么感觉，只是相信心理学能够创造奇迹，但这次看完视频，仿佛有种力量在鼓舞着我。

我又看了看正在玩游戏的儿子，过去我最在意他玩游戏的时间，现在看起来已经不再重要，儿子是那么快乐，那么可爱，简直就是我的天使。我真的感激他，他一直在陪着我，帮助我，我知道每个孩子都深爱着自己的父母。

次日一早，我去了那家偶尔光顾的教堂。每次歌声响起，我都会泪流满面，那天的歌词里有句话：上帝是个奇迹。“奇迹”这个词也是我想做的，我希望自己做个奇迹。走出教堂，我突然意识到，我还没有拿到最终结果就被自己吓倒了，真是好可笑，就如同战士还没上战场，就被对面的炮声吓得尿了裤子。

纪录片《奇迹》里有这样一段话：你相信奇迹就有奇迹，奇迹就在人心里，转化人心就是奇迹。佛说，生病就是因为执着。鸟会飞不是奇迹，鸟乘风而起而不是飞翔，鱼儿乘水前行而不是游动，我们是否应该停下掌控人生的努力，学会达成人生的波浪，顺势而行。人类意识中，有一种隐藏的力量能引发奇迹。

这个世界告诉我们，每天都可能有奇迹发生，我要做个奇迹。

*

穿刺检查做不做

肿瘤的穿刺检查最好在手术台上去做，如果是良性肿瘤当然无妨，如果是恶性肿瘤，穿刺可能会导致个别癌细胞从肿瘤中流窜出来。

穿刺检查是用穿刺针刺入体腔抽取分泌物做化验。20世纪70年代后，国外文献报告，乳腺肿块细针穿刺细胞学诊断的准确率达90%左右。一般穿刺是医生通过徒手进行分泌物提取，有报告显示，徒手穿刺的准确率在88.5%以上。现在国际上普遍使用超声探头穿刺架。通过在超声探头上安装穿刺架，可以在超声引导下将穿刺针引导到人体的目标位，以实现细胞学活检、组织学活检、囊肿抽吸和治疗等。通过穿刺架引导的穿刺，穿刺针沿着超声设备设定的引导线行进，通过超声监视器进行观察，能够精确到达穿刺目标位。而在我国，大多数医院仍然在使用徒手穿刺。我最终使用的还是徒手穿刺，穿刺结果没有发现癌细胞，导致了戏剧性的手术结果。应该说徒手穿刺的误差对任何个体而言都是100%。

当我向医生咨询穿刺检查的事情时，医生建议穿刺检查最好在手术台上去做，如果是良性肿瘤当然无妨，如果是恶性肿瘤，穿刺可能会导致个别癌细胞从肿瘤中流窜出来。

于是我紧急联系国内朋友，咨询专家听取意见。几家大医院专家反馈意见是：回国检查比较好，大夫也许用手一摸比穿刺结果还灵验。如果一定要穿刺，建议穿刺后尽快手术。对我来说，如果是良性肿瘤就算结果是好的，可在这异乡的陌生环境里，住院听不懂医生说什么，语言沟通是一大难题，万一情况不妙，谁又能来照顾我和孩子？再说，穿刺之后如果肿瘤是恶性的，我再坐 13 个小时的飞机飞回中国，会造成怎样的后果实在不好说，左思右想，我还是决定不在加拿大做穿刺检查。当我把取消穿刺检查的决定告诉加拿大的家庭医生和专科医院时，他们惊讶不已，劝慰我不要放弃检查，如果没事，做检查不会有太大影响，如果有事，尽早处理都是对的。但是最终他们还是遵从了我的决定。

*

通过绘画疗愈等进行自我疏导

面对恐怖的诊断结果，人人都会惶恐不安，度日如年。但是人越到关键时刻，越到危难时刻，越有觉知，越有生的希望。只要有生的希望存在，就会找到办法。找到令自己高兴的办法，适合自己就好。

我知道，这是我这么多年心理学的一次考试。一次理论与实践相结合的严峻考试摆在我的面前。每天回家后，我就一遍一遍地看安妮塔的视频经典部分，这样才会心安，恐惧会远离我，信念会靠近我，晚上会睡得很好。我不能白学、白讲那么多心理学，到自己身上居然变成这样。我要创造奇迹，看看 7 天会有什么变化。按照人体代谢，7 天就会更新一次了。“掉进水里不会淹死，掉进水里不动才会淹死。”我要与时间赛跑，让身体向健康方向发展。

如果生命只有 7 天，你会干什么？

答案当然是精彩地活，高兴地活，活得还要有意义。然后，我给自己写了一个愿望清单，每天去做最想做的事。

我一直坚信我的生命数字和塔罗牌老师所说“你现在是在一条健康的道路上”“现在只是黎明前的黑暗”，以此来鼓励自己。我始终相信，所有的事情都是来帮助我的，都能让我学到些什么。也许这个礼物很难看，但是它一定是一种收获。

曼陀罗绘画疗愈

夜里我做了一场噩梦，梦见自己得了癌症。醒来的那一刻，我没有挪动身体，而是开始跟潜意识对话，问问这个梦究竟在告诉我什么？（如果人做了梦，并想知道答案，请在醒来的一瞬不要挪动身体，然后直接去问这个梦在告诉你什么？也许你会得到答案。）我得到的答案是：我看到了身体里隐藏的恐惧和焦虑。这都是我白天所思所想的结果。很快我又睡着了，又开始做梦，一个声音告诉我：每天应该多去做些有意义和快乐的事。

人越到关键时刻，越到危难时刻，越有觉知，越有生的希望。只要有生的希望存在，就会找到办法。我想到自 2015 年起，我利用各种机会教给老外和华人曼陀罗绘画疗法，这是非常好的自我疗愈方法，对于与时间赛跑的我来说，每天拿起画笔是喜悦的。

清晨，我拿出画笔，开始画画。我一直是个喜欢艳丽颜色的人，但是今天第一次特别想拿起黑色的笔，画一只黑色的蝴蝶。画到最后觉得和谐了，心里舒服了，就发给教我画曼陀罗的老师。她看后说：“你的内心是颤动的，是不是可以试着把黑色放大，流淌出来呢？黑色可以产生任何的能量，我们都是从黑色中来到这个世界的，尽情挥洒吧。”这一瞬间，我有些莫名的感动，眼泪不禁流出来。然后我又开始画画。果真用黑色涂满了原画。画到最后，我发现黑色也挺美的，随口说了一句：来吧！黑暗，谁怕谁？

上帝关上一扇门，就会打开一扇窗。如果上天一时忽略了我们，关上门的同时封闭了那扇窗，那我们就画一扇窗给自己。

神奇的自发功

从我决定与时间赛跑开始，我把每天练“五禽戏”的时间增加到一小时。

7 天之后，每天练功时，气血带动我自发去按摩腋下和乳房，最初是腋下按摩，很疼很疼，后来是敲击两肋，疼得我眼泪都快出来了，再后来是敲击后背。这是气帮我疏通经络，带我自我复原的过程。练功时，感觉自己就像一只受伤的小猫在舔舐着伤口，这是“她”唯一可以做的事，只是希望自己能尽快好起来。练功让我看到了身体的本真和自我疗愈的能力。

每次冥想对话时，小小的她都会告诉我：她希望融化在我的身体里。每当她隐隐作痛时，我知道她一定是在和坏细胞斗争，要给她时间，让她经历这个过程，然后我也看到她每天一点点融化在我的身体里。

但是当我发现那个包包还在那里，心情于是瞬间跌入谷底。怎么回事呢？怎么不见好呢？手背因为练功按摩被磨破了，很疼。受伤的左臂也一直在坚持配合练功，本来想也许能有所好转，可事实再一次冲击着我。我该怎么办？病来如山倒，病去如抽丝，哪有那么快呢？一定需要一个过程，我告诉自己。还是坚持练功吧，我没有别的可以做，坚持练功，这是我唯一的希望。一切都会好起来。我必须坚信这件事，坚信我可以自救。一切都会不一样。

通过练功，我看到了一个真相：身体对我们真是太好了！我真真切切地感受到，身体一直在保护着我们，陪伴着我们，并用自己的自愈机制来保证我们能够享受今生的这段生命旅程。疾病只是提醒我们要关爱自己。我们需要更爱自己，更爱护这具身体。

*

面对坏消息，亲友的陪伴最重要

人们在心情不好的时候，往往智力功能也会受到抑制。心理学研究表明，一条坏消息会困扰人的心理状态一整天，限制了人基本的认知功能，如讲话、写作和计数。在面对恶性肿瘤的诊断通知时，再淡定的人也会慌乱，此时能有头脑清晰，理解并支持你的亲友与你并肩作战，就显得尤为重要了。

对于这样的坏消息，一贯头脑清晰的我，慌乱了；作为心理学传播者，我恐惧了。但我不得不面对。我一直努力让自己积极向上，每天都在改变，希望有奇迹能够发生。在整个过程中，我最需要的是亲人、朋友的鼓励与安慰。我不能把医生诊断的真相告诉父母，我只能通过微信找到国内的几个朋友，把我的惶恐说出来，请他们帮我出主意。也正是在这个过程中，我看到了人性的种种。那些头脑清晰，理解并支持我的朋友让我感到无比重要，无比幸福。

当我把我的情况告诉他们之后，每个人都给予了不同的观点和态度。不论他们给予我怎样的答复，我都视为一种帮助，最终，我还是在自我帮助中找到了答案。

一位挚友：他属于“外表冷漠，内心狂热”，极具责任感和担当力的男人。那是我们俩第一次语音通话，他一直在认真听我说话，至于我说了什么，我已经完全记不得，我只知道他一直在陪着我，鼓励我，让我加油。平时很少说话的他，居然记得我的每个检查日，发微信询问情况。我知道，他是一个可以给我力量的人，他永远都在默默支持我。懂比爱更重要。

一位大姐：她是身居高位，却永远平易近人，充满青春朝气的人。无意间的对话中我说出了我的情况，她一瞬间就淡定起来，然后开始认真帮我把每种可能发生的情况做了利弊分析。她是第一个这样帮我分析利弊的人，也正因此，我的头脑一下子清晰了。

一位心理学者：她是身心全息疗法的倡导者和传播者，修佛、修身，喜欢听从内心，她的座右铭是“一定要让自己先痛快”。得知我的情况之后，她只说了一句：你没有发现你头晕、掉牙、摔了胳膊，以及结节变化，都是你的身体在跟你抗议吗？去问问你的内心，问问你的身体，你是否该回家了。

于是，我再次做了冥想。身体里有个声音告诉我：身体第一，人在，健康在，什么都在，我想家了。在加拿大的艰难生活中无论遇到任何困难，我始终相信那都是老天给我的礼物，都蕴藏着一份机遇，让我从中可以学习什么。只是现在我实在太累了，我扛不住了，我该回家了。

次日，我预定了回国的机票。

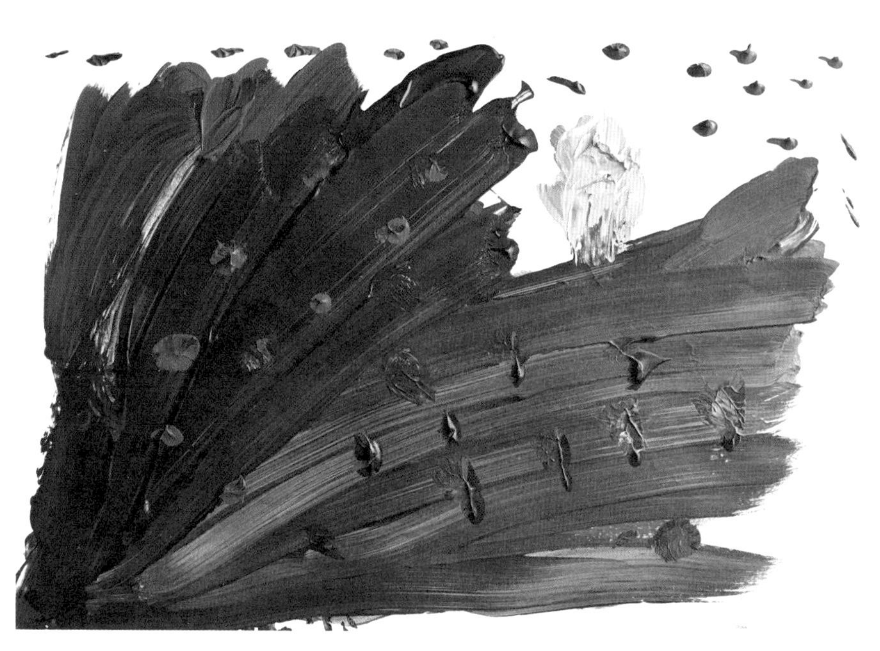

用时 3 分钟，在废纸上用剩余颜料随意涂抹，惊艳到自己，

原来我们每个人都是艺术家。

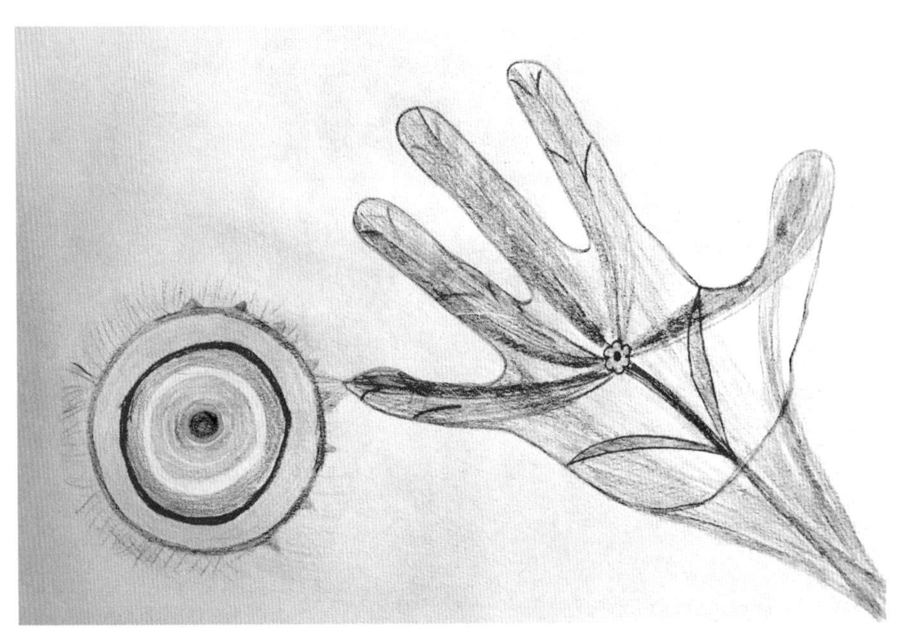

因化疗药物引起的手部肿胀让我烦躁，

画完这幅画后我感到了血脉畅通。

我看到太阳和宇宙能量在补给我，我看到我需要温暖和力量。

第二章
云涌——恩宠与勇气，超越死亡

*

被接受，就是“恩典”。接受这一事实，才是“勇气”。恐惧死亡会降低生命的活力，接受死亡，乃是为了更好的生活。

——肯·威尔伯

*

很多人生重大事件如高考失败、失恋、破产甚至灾难，都像得了癌症一样，会把奋力拼搏的人一下子打倒，感觉一瞬间自己被世界抛弃了。在我们没有见识到这个世界之前，很容易以为自怨自艾的这点小情绪就是世界末日。你经历的不是绝望，而是一个阶段性困难。没有人会永远失败，也没有人会一直成功，人人都在不停地寻找爱这个世界的理由。能够在困难中保持坚强的心，活着一切就都有希望。

无条件的爱可以化解一切，这份爱把我从死亡和绝望的边缘拉了回来。在爱的恩宠中，我得到了活下去的勇气和希望，也让我有勇气去接纳癌症这个健康难题，走过特别不舒服的“对过去的告别仪式”，迎接通往新生的大门。

*

戏剧性的检查结果

有病乱投医是大多数病人下意识的反应，多见医生，多咨询没错。但谁也不是神，切忌偏听偏信。选择专业的医院、有经验的医生，让自己不后悔。

抵达北京已经是2016年3月5日晚上7点多了，次日一早我就直奔某三甲医院拜见乳腺科"神手"主任。要知道中国乳腺科医生每天手诊病人上百，经验示人："一摸就知有没有"。而外国医生、家庭医生摸了一次，之后就直接安排各种机器检测，恐怕几个月也没机会摸上一次吧？这也是我急切回国希望主任出手的目的。

"神手"主任用手一摸就对我说："孩子，尽早手术吧，留着没用，隐患。"我试图用我的思维来解释说："就是说不一定是恶性，早手术早安心是吧？"主任非常和蔼地点点头。

走出医院，我抱着一线希望直奔上海，急切参加肖老师为期一周的身心课程，我需要在那个极具能量的场里洗洗心，哭一哭，泡一泡。

6 天课程里，肖老师对我非常照顾，他在课堂上给我做了“身心个案”。在个案中，当我回顾我 40 多年走过的经历时，我看到了一直被黑色石板压着，只通过一条缝隙来呼吸的我，即便如此，我仍然渴望阳光，我仍然喜欢阳光，希望透过那仅有的一点阳光来呼吸和微笑。我一直以阳光正能量的面孔示人，然而我的顺从，我的“老好人”，我的笑容背后却是我丝毫觉察不到的已经习惯了的压抑。

“家族排列”的震撼更是让我惊恐得魂飞魄散，我看到了我的死亡动力。在那一时刻，我声嘶力竭地喊出来：“我不想死！”

虽然我相信我没事，但接下来的几天里，在朋友的安排下，我还是见到了北京协和医院、肿瘤医院、人民医院等顶级医院的最好的医生。各位大咖意见不一，有的说恶性早期，有的说良性没事，不论怎样，我还是在医生的劝慰下尽快做了个穿刺，看看显微镜下的真实情况。

在靖哥的帮助下，我很快约上了穿刺检查。负责穿刺的医生是个年轻帅气的小伙子。他一边穿刺一边跟我说：“姐，您看，这切片上下来的东西都应该是癌细胞了。当然咱还得等结果出来才知道哈，反正您做好思想准备，癌症应该没跑了。”我很不开心，很害怕。“会聊天吗？你怎么就能看出来是癌细胞啊？不带这么吓唬人的。”

我哆哆嗦嗦走出检查室，腿开始有些发软。

回到爸妈家，我不敢告诉他们结果，但我知道我肯定要手术，不能带孩子回加拿大上学。情急之下，老妈毅然决定立即买票，次日一早带我儿子回加拿大。在那一刻，老妈丝毫没有考虑到自己，作为一个 75 岁的老人，将要面对语言不通、完全陌生的国度，抚养一个未成年孩子会遇到的巨大困难。

这一刻，我知道了什么叫亲人，什么是父母。在孩子需要帮助的时候，只有父母才会无条件地伸出援手。

*

糊里糊涂的手术

所有的手法和机器检查都不如肿瘤切开直接病理结果来得真实，但真实的结果往往会让人透不过气来，很难接受。

走进著名三甲医院乳腺外科病房，浑身都感觉不舒服，特别是墙上那一张张乳腺患者的伤口整形照片，恐怖得让人喘不过气来。

拿了病号服，我被分配在一个三人房间里。刚刚切掉乳房的农村来的病友见到我这个新人，第一句话就是："姑娘，别怕，面对现实。"而另外一位热情的大姐更是对我嘘寒问暖，关爱有加，要知道她已经是"二进宫"了，需要再次手术。可是，我一点也看不出她是个乳腺癌患者，她积极，乐观，像专家一样耐心细致给我讲解关于乳腺的所有疑惑。可是于我，还是心生颤栗。我不敢听，也听不进去。

为了便于写作和读书，次日我换到了一个单人病房，虽然床费从 30 元涨到 200 元，我想反正也待不了几天，图个清净吧。

每天清晨，主任都会带领一批医护人员前来查房。从我住院那一刻起，每天都会有几位医护人员伸手摸摸感觉一下他们的判断，想必也是积累经验的一种办法。

虽然穿刺结果还没有出来，但所有医生貌似都认定了恶性肿瘤的结果，告知我明天的手术需要全麻，手术中间去切片化验，如果良性立即缝合，如果恶性需要扩大手术面积，并争取我意见是保命还是保乳。这让我非常不爽。我本来可能没事，弄这么大动静吓唬人玩？

下午时分，我开始打坐冥想。待我睁开眼睛，医生突然进来急切地说："穿刺结果不能确认有癌细胞，明天手术改小手术了，不需要全麻。"

我兴奋地说："就是嘛，我没事了。"

我怎么都觉得我这次病得奇怪，太富有戏剧性，绝对是心理学的一次考试。我继续看着，看着这场戏如何结束，明天，我知道明天即将落幕。

3 月 22 日早上 6 点半，护工来病房接我去手术，去往手术室的路曲折而漫长，一会儿上几层电梯，一会儿下几层，我根本不知道前方的路在哪里，只有靖哥推着我的病床，一直陪着我。

我是小手术，幸运地被安排在第一台。躺在手术室外面的通道里，后面陆续来了很多床病人。我不时歪着头四处张望，看看其他病人焦灼的状态。不知道是兴奋还是紧张，我想上厕所，得到医护人员的特别照顾，还参观了一趟这里的洗手间。

等我躺到手术室里，主任带着一路医护人员进来了。今天的主任看起来和蔼得很，笑着跟我说："穿刺结果还是不错的，希望今天手术顺利。"之后，我就啥也不知道了。

只恍惚记得，一位女医生说：“手术很成功，乳房保住了。”

等回到病房，看见四位友人都在身边，我兴奋得跟他们讲述这几天的曲折及我的小手术，从始至终，没有任何人提及手术的结果。直到两天后，我发现自己还没出院，而且护士来教我手臂康复训练，我才开始注意腋下的导管，一个我不愿意面对和相信的事情终于尘埃落定了。

我怎么了？“乳腺癌。”医生告诉了我最终的答案。

不可能！怎么会是我？我怎么也认不了！这是所有身患重病病人的都有的问题。当然接下来所有人都会说，认了吧，就当中了彩票。

那个肿瘤是谁？她是我身体的一部分，从我身体里生发出来。她在告诉我什么？提醒我什么？我一直认为我在坚持练功，坚持学习心理学，不会长任何东西，就根本没有拿她当回事。怎么会这样？

接下来医生开始跟我讨论放化疗的问题，我从头到尾都以抗拒的态度来对付。我不能接受这个结果。

*

无条件的爱，把我从死亡边缘拉了回来

什么是无条件的爱？——“在你不刻意付出和努力的情况下，依然有人愿意爱你，愿意对你好，并且不期待不要求你回报什么。”正是这份无条件的爱才把我从死亡和绝望的边缘拉了回来，这份爱陪我度过了最最黑暗，最最艰难的日子，让我可以得到活下去的勇气和希望。

人世间爱的最高境界，叫作“无条件的爱”。什么是无条件的爱？——“在你不刻意付出和努力的情况下，依然有人愿意爱你，愿意对你好，并且不期待不要求你回报什么。”爱人之间、父母与孩子之间、朋友之间，很多时候我们以为的真爱背后其实都有一个对爱的要求，即希望对方更加爱我们，都有一个要求回报的内在需求，而在我生病期间，我却体会到“无条件的爱”的真谛。

我在北京做了癌症切除手术，手术之后，除了医生每天跟我讨论何时放化疗问题，护士每天检查引流管的颜色和重量，总共花费 10 分钟之

外，我全部的时间都可以躺在病床上胡思乱想，比如我实在不知道接下来的日子该如何面对，就不时看着10楼厚厚的窗户，想着如何用我伤残的手臂砸碎玻璃，然后一头跳下去就可以彻底解脱了。但总是在我还没来得及实施计划之前，我的病房里就被欢声笑语充斥了。

我生病的事情，只有学生靖哥、冬子，朋友阿荣、阿梦知道，所以从我住院开始，他们四个人一直轮流来医院陪我，给我做饭，送饭，喂饭。阿荣负责开解我，陪我聊天；靖哥、阿梦负责讲笑话，逗我开心；冬子则默默地盯着我床前的机器和我的一举一动，生怕我有任何闪失。手术后，阿梦请了三天假白天黑夜守在我病床前，第四天早上他要去上班时，我看他一瘸一拐的，问他怎么了，他说："这几天陪床，我脚臭，怕熏着你跟护士，三天三夜没脱鞋，现在脚有点肿。"

面对大病初愈"想把全村的鸡都吃了，想抱着大龙虾睡觉"的我，为了满足我的胃口，冬子把我住院的消息告诉了我所教过的高中群里的同学们，我的病房里变得每天络绎不绝，人来人往了。开始几天中饭、晚饭学生们都会通过微信群来问我吃什么，谁来送饭。做饭、买饭、送饭、买东西，我爱吃什么，他们就送什么，比如小敏和悦悦经常给我买最好吃的"张爷爷酸汤面"。谁买、谁送、谁找谁取饭盒、谁找谁取东西，一条龙服务，井井有条。但是后来他们就不打招呼了，直接把饭送到病房里。小敏做饭最好吃，糖醋排骨倍受欢迎。忙着开会的"群主"让老婆赶来送饭，没时间做饭的"宝宝"让爸妈做好再给我带来，一时间，我的住院伙食一下子得到了改善和提高。

某日早上7点，我吃完早餐看《老炮儿》，护士端着一兜子饭进来说："你家属给你送的早饭。"哪来的家属？我心里纳闷，打开一看，原来是一张热乎乎的糖油饼和一碗面茶，也许是《老炮儿》情节的感染还余音绕梁，也许是那熟悉的味道让我想起了什么，总之，我这眼泪啊，一下子就下来了，不停地流啊流啊，流到面茶里，流到我的嘴里，流到我的心间。直到下午我才知道，靖哥6点就特意跑到南城给我排队买了老北京的早点，把早点放到护士站，就赶快带他老婆去做产检了。

某日晚上7点，我吃完晚饭躺在床上看电视，温柔贤惠的小希举着一大块肘子、一盒糖火烧、一盒豌豆黄进来了，她说晚上没事，跑到护国寺小吃店给我买点好吃的，看看我，就回家去吃饭了，而我则抱着我那最爱的北京小吃，满足地闻了又闻，不舍得放下。

虽然我心里是那么希望有人陪伴，但我知道，平日里抽中午休息时间来看我的同学到了周末就要忙着照顾孩子，我就在微信群里告诉他们周末放假，谁都别来了。但是某周六上午，胡子拉碴、不爱说话的“暖男”居然拎着两桶水，提着一堆水果就进来了。我问他怎么也不打个招呼就跑来了，他说：“有孩子的同学今天都忙，我没事就过来看看您。就是犯傻，从家门口就买了两大桶矿泉水一直拎过来，您说我傻不傻，怎么就没想起来到医院楼下买呢？”说着话，从兜里掏出几个头绳和发卡放在被勒红的大手上说：“老师，虽然我从不会梳小辫，但是今天我可以帮您试着梳小辫了。”我那不争气的眼泪啊，刷刷地往下流啊流。

某日中午，燕子带着5岁的儿子来到我的病房，说是今天休息，孩子不舒服没去幼儿园，就跑来看我。孩子跟我聊天，逗我开心，燕子则忙着帮我收拾病房里的各种东西。某日下午，佳佳也带着6岁的儿子来医院看我，后来又把我接到她家里，帮我洗澡，给我做饭，还花一两个小时给我美容，把她最漂亮的衣服拿出来给我穿，对我各种梳洗打扮。

看到她们，我心里在想：如果是我，能否做到利用这宝贵的休息日，带着那么小的孩子去医院照顾病人，接到家里如此伺候病人呢？我知道，我做不到。

还有很多有意思的同学。比如身高 1.9 米的“大个儿”每次都是中午“悄悄地进来，打枪的不要”。大概是怕挡路，他总是站在病房的墙边上，然后远远地看看我，呵呵地笑笑，问问我没啥事就去上班了。高高壮壮的“憨憨”有天突然来看我，第一句话就是：“老师，您千万别跟我老婆说我来医院看您了。因为我丈母娘住院我都没去过医院。”看着憨厚纯朴的孩子们，我哈哈大笑，笑中却带着隐隐的泪花。一种温暖从心间上升到喉咙处又慢慢融化开来。

我长了一头乌黑靓丽的秀发，又多又硬，但多日不洗卫生状况堪忧。几个姑娘开始设计中午时间集体给我洗头发。小欣从家里带来脸盆、毛巾，小颖负责洗头水、吹风机，还有 4 个男生负责买水、倒水。由于我的脑袋太大了，加上头发的重量，所以还有人要专门负责捧着我的大脑袋，以避免我的头搁在盆上不舒服。洗发后，有人给我剪指甲、修眉毛、吹头发。那架势，想必皇太后也不过如此待遇吧。

病房里，他们有说有笑，把我的病房当成了聚会的好地方，说过笑过，伺候我完毕，一切妥帖，学生们就陆续回去上班了。

用阿焦的话说：“您教这两年书，真是赚了，您生的这个‘小病’，大家都来伺候您，一般人对亲姐也不过如此啊！”“憨憨”说：“就算您什么都没有，您还有我们啊！”靖哥说：“这世间没有绝对的对错之分，但是有一条，如果有人欺负我姐，就是不对，我们全班同学都跟他没完。”住院的三周时间里，正是学生们无微不至的爱，才把我从死亡和绝望的边缘拉了回来。他们陪我度过了最最黑暗，最最艰难的日子，让我可以得到活下去的勇气和希望。

我大学毕业那年，学生们刚刚高一，我只教了他们两年物理，当了一年班主任，他们高中毕业，我去了外企。转眼20年过去了，每年的教师节我都会听到那句熟悉的祝福："老师，节日快乐！"从手写的贺卡，到后来的短信，再到现在的微信，有的学生甚至一年就只在这一天跟我说这么一句话，却坚持了20年。三年的师生情，换来了富有四海、富过王侯的感觉，这是让我炫耀的美好，也是我一生的财富。是学生们让我体会到了人世间的单纯而快乐，富足而丰盈。是学生们在我人生最苦难的时候，温暖而坚定地陪着我，不离不弃。20年间，学生们一直都惯着我，哄着我，我永远不用担心他们会嘲笑我，数落我，批评我。无论我身在何处，好与不好，骄傲或失败，荣辱或对错，富有还是贫贱，和他们在一起我都是安全的，我不会得到任何评判。我知道无论何时，他们都会无条件地接受我，永远陪着我，支持我，我们永远都是相亲相爱的一家人。

传说，人世间有一种最美好的、最高境界的爱——"无条件的爱"，诸世难求。而这一世我和我的学生们有幸一起见证、一起享用这份无价的爱。

*

我和我爸的和解，是对父爱的重新解读

心理学常说，我们要达成与父母的和解，先要达成自我的和解。但这种和解本质上是无法被“催熟”的，它需要一定的时间和机缘。而和解只是转瞬之间的心境改变，一切都化开了。

三个星期过去了，我出院了。应该说这是一次告别。对过去的告别，对癌症的告别。其实我是害怕出院的，因为出院面对的第一个问题就是要跟爸爸住在一起，由他来照顾我，最主要的是，我住院头一天老爸还在跟我大发脾气，我真不知道回到家里该如何面对他。但是另一个声音告诉我：这是一个好机会，我需要利用这个机会，好好学习如何和爸爸相处，如何调和我们之前有些僵化的父女关系。

回到熟悉的家里，我努力让自己平和、平静，尝试着跟老爸聊天。出乎我意料的是，爸爸变了，彻底变了。

那天老爸说：“闺女，过去老爸脾气不好，虽然都是为了你好，不过

还是说了很多气话，对你批评太多，鼓励太少，给你压力太多，没有真正考虑到你的困难，可我万万没想到你得了这么大的病，要是能用老爸的命换你，我也愿意！我都75了，你还年轻啊！如果需要治病，老爸可以把家里的房子卖了！”

那一天，我和老爸都哭了。啥也别说了。我用我的病换来了爸爸的理解，我用我的病看到了爸爸的爱。

平日里都是老妈做饭，因为老妈去加拿大帮我照顾孩子，现在只能老爸给我做饭照顾我。他居然试验着给我蒸发糕，炒各种菜肴，我问他啥时学的，他说：“没做过，顶多就是吃过你妈做的。”我笑了。在笑容的背后，我看到了爸爸的爱。

我们俩每天都出去买菜，遛弯，一般走几十米，我就要坐下来休息，过去急脾气的老爸不见了，他总说：“累了就歇会儿，咱不着急。”走着走着我就渴了，我们走进一家超市，我想买瓶果汁，老爸说：“想喝就买！”然后我突然又想吃“味多美”那种蓬松的大面包，但是一看价格20元一个，太贵了吧！要知道这个价格在加拿大可以买个生日蛋糕了。这时老爸又说：“想吃就买，别问价。”我手里捧着面包，吃了几口就不想吃了。老爸说：“没事，不想吃就不吃了，别吃难受了。”整个过程中，我看到了一个享受耍赖的我，看到了一个孩提时代未被满足的我如今的一种补偿和满足。

在记忆深处，我一直记得小时候从幼儿园回来想吃冰棍，但每次爸妈接我回家，都会站在冰棍车前问我：“冰棍3分钱一根，给你1毛钱，能买几根？”要知道，上幼儿园的我刚刚开始学会背“小九九”，我的数学能力实在解答不了他们的问题，结果一次次在冰棍车前掰着手指头算数，又一次次与冰棍擦肩而过。几个月过去了，当我终于知道 1 毛钱可以买 3 根 3 分钱的冰棍，还能剩回 1 分时，我渴望已久，得来不易的冰棍终于被我举在手里。我回想不起来当初举着冰棍时的感受，但是这段买冰棍的故事却一直萦绕在心头。

学了心理学之后，我才明白，那是一种有条件的爱充斥在我儿时的记忆里，那是要用条件交换才能得到的爱和满足。所以在我的人生信条里也一直充满了："只有我对别人好才能换回别人对我的好。"而今天不同了，一贯对我严苛要求，花钱节俭的爸爸却不再在乎钱，不再在乎别人的评价，而只在乎我的感受了，只要我高兴，怎么都行。我知道，被要求的、有条件的爱只是表面的，因为我的生病，展现出了一直深藏在老爸心底的、美丽的、无条件的爱。

我很欣慰，很满足。我知道，这堂与父亲和解的心理课结束了。

*

该不该告诉病人真相

作为一个癌症亲历者，我真心呼吁：不要再以爱的名义，对癌症病人隐瞒病情了！如果你自己生病了，你希望被隐瞒吗？你愿意让别人替你的人生负责吗？请站在对生命负责的高度上，把人生的选择权留给病人自己，你一定会看到不一样的春天。

在我抵达加拿大不久，就认识了一位乳腺癌的美国朋友。那时我们就曾经为是否要告诉病人真相，或者说关于生病的知情权问题进行过讨论。当时她惊讶地张着嘴问我："为什么你们不告诉病人本人真相，听说全家人都可以知道，唯独病人不能知道？"我反问她，为什么要告诉病人实情呢？她说："我们都是相对独立的个体，我有权知道我的真实情况，以便安排我的未来生活。"

我们之所以选择不告诉病人实情，很多时候是考虑到病人的心理承受能力。有的人不知道真实情况时，还能开心地生活，一听说得癌症了，可能病情就会恶化。

这位朋友说："我知道你们活着都是一大家子人，方方面面的关系很多，从小可能什么事情就都是以家庭为单位，而我们都是要先学会独立，学会对自己的人生负责。"

这是我2014年底记录的一段讨论，没想到今天又真真切切地直面这个话题了。

我记得从回国做各种检查到手术后的第三天，我才知道真相。这期间因为有医学的检测结果问题，有医生的情面问题，有友人担心我的情绪问题，他们一直不敢告诉我真相，而我的那颗颠沛流离的心就在这跌宕起伏之间忽高忽低，上下翻腾，不知所措。直到真相被揭开之后，才发现不论内心如何逃避，该来的怎么也躲不过去，既然早晚都要面对，不如早早知道真相，长痛真的不如短痛，早知道病情可以早面对恐惧，找到解决办法，尽早重新选择另一种活法。

在我住院的过程中，我也感叹中国医疗体系的变化，我所住的乳腺病房有40多张床位，每天病人来往不绝，大家对自己的病情大多了如指掌。大多数情况，医生都会告诉病人全部真实情况，由病人为自己的手术或治疗方案负责。如对乳腺癌的医学诊疗和救治方法，我国医学领域已经从各方面与全球接轨。

有的医生说："临床中每天碰到癌症病人，最棘手的不是如何治疗，而是要不要告诉病人实情。因为这个环节很重要，直接关系着病人能否得到正确的治疗。"家属常常强调"保密"。过去很多人认为："得了癌症就没救了，如果知道真相，癌症病人不是病死的而是被吓死的。"家属为了爱的理由，将病人双眼蒙蔽，任他们在黑暗的沙漠里走完最后的路。

当然，的确有不少病人对人生悲观绝望，甚至走上不归路，但是越来越多的人都有着强烈的求生本能，他们都不是我们想象的那么脆弱。全球大量的癌症案例告诉我们：癌症不是世界末日，癌症并不可怕，癌症可以治愈。

物理学有一个著名的实验："薛定谔的猫"，这一设想提出了平行宇宙之说。如果从一个三维空间去看待真相，"你见或者不见我，我就在那里，不悲不喜。你念或者不念我，情就在那里，不来不去"。所以，告诉不告诉病人病情，疾病都在那里。存在就是真相。家人虽然不说，病人虽然表面看起来不知道，其实从另外一个层面去看，每个人都知道真相。

作为一个癌症亲历者，我真心呼吁：不要再以爱的名义，对癌症病人隐瞒病情了！如果你自己生病了，你希望被隐瞒吗？你愿意让别人替你的人生负责吗？请站在对生命负责的高度上，把人生的选择权留给病人自己，你一定会看到不一样的春天。

*

接下来我该怎么办？接纳是一把钥匙

“癌症”这个健康难题，其实是对过去世界的一个了断，或者说对过去的我们说再见，之后将是一个凤凰涅槃的新世界。这个告别仪式一定特别不舒服，特别不简单，但总会结束。而接纳就是一把钥匙，帮我们打开了通往自我重生的大门。

看着胸前的那道伤疤，她记录了我不珍爱自己的过去。挪动着几乎残疾的右臂，她记录了多年来我明知道自己很累却仍然拖延不去休息的后果。

接下来我是否继续治疗？如果说手术前我像没头苍蝇一样四处寻医，那么手术后面临的将是接受放化疗还是其他自然手段的艰难选择。

我先去北京最著名的中医院见到了被癌症病人信任崇拜的癌症治疗医生。医生看了我的手术结果后，温柔而坚定地对我说：“西医在乳腺癌的治疗上已经相当成熟，既然有标准化治疗，你就应该坚持做完至少6

次化疗，后续放疗和药物治疗之后才可以。中医只是辅助手段。”临走，她又送了我一本书，雷蒙德·弗朗西斯所著的《永远不再害怕癌症》。后来我读完这本书，再次询问医生：“您推荐的这本书不是也提倡自然疗法吗？为什么您还坚持让我西医后续治疗呢？”医生再次温柔而坚定地告诉我：“有标准化治疗就不要放弃治疗。”

朋友又带我去见了自然疗法的老师，她以亲姐的癌症转移为案例，劝说我使用“饮茶”的自然疗法：每天用 2 个小时喝 6 杯茶，慢慢品味，咽下的是爱，恨逐渐褪去，爱逐渐升起，并且要我感恩这次生病。从此，每天喝茶成了我最重要的一件事，慢慢地喝，茶是甜的，喝的时候的确有喜悦感，可是从嘴上到心里我无论如何也对“癌症”感恩不起来。过去我把任何困难都当成生活中的礼物，但这次我真的做不到了。我一直善良乐观，帮助别人；到了人生地不熟的加拿大我希望能活出自己，希望成为自己、儿子、父母的骄傲；我还帮助华人渡过海外的孤独难关，我那么努力，却被癌症击倒了，这是对我努力的巨大否定。让我如何接受这件事？如何感恩呢？我想不通。

与此同时，加拿大使馆的朋友在帮我咨询加拿大医院的治疗情况，加拿大的好友更是直接找到我的家庭医生，沟通我的后续治疗方案。

在联系加拿大医院方面，首先是翻译问题。在中国的所有手术报告和病理报告都要翻译成英文。一方面，哥哥帮我联系了北京最好的翻译公司连夜翻译报告；另一方面，我的手术医生杨大夫，从早上 8 点一直忙到晚上 10 点，几台手术之后没有休息就给我的加拿大医生写邮件，出报告，一直工作到凌晨 3 点。好容易把连夜翻译的报告邮件发给加拿大的医生，却被告知不符合加拿大标准。加拿大医生开始说让我在国内化疗一次，免得耽误病情，后来又担心任何的国内治疗都可能会与加拿大标准不一致，反而增添更多的麻烦，最后在中加两国医生的共同积极推进下，4 月 22 日，我启程前往加拿大。

临行前有位朋友劝慰我说：“你要理解朋友和家人对你的担心，你看你现在无收入，有贷款，带着孩子在国外，还得了癌，你这人生真是够悲催，够失败。”

听完这句话，我有点不舒服，不服气！但瞬间，我就好像被一棒子打醒了。如果这么说，我的前半生既然如此失败，如果我就这么死去，简直太亏了，所以我必须把后半生活得精彩，这样人生才喜忧参半，打一个平手，才不枉此生。接下来我该怎么办？是的，我不能就这么被打倒。

美国“心理科学中心”网站发现：那些痛不欲生的事情反而会让人变得更为坚强。这项研究成果有助于更好地理解人们的情绪和对负面事件的关注程度。既然癌症已经成为事实，过去的种种经历也无法改变，那么让自己最幸福的办法就是接纳。勇敢地接纳这个新世界，才能有机会让自己更愉快而幸福地生活。

现在的健康难题，是疾病在用它的表达方式，希望我们能看到背后的真相，当我们看到真相，疾病就没有存在的价值了。所以癌症只不过是对过去的世界的一个了断，或者说和过去的我说再见。之后将是一个凤凰涅槃、真正重生的自我。这个告别仪式特别不舒服，特别不简单，但总会结束。接纳就是一把钥匙，可以帮我们打开通往自我重生的大门。看见，接纳，和解，自我疗愈是通往更高层次的道路。这是一个阶梯，是黎明前的黑暗，我在努力，在迎接光明与希望。奥普拉说：无论生活把你毁成什么样子，请你站起来，改变它，不要放弃自己，人生一定会给你一个最好的回报。

我感谢自己，为自己骄傲。爱自己的智慧，爱我的身体一直陪着我、保护我，我要更加爱护她、珍惜她，互助互存。

第三章

接受——永远不再害怕癌症

*

人们对癌症的惧怕就像孩子们害怕黑暗一样。黑暗并不可怕，但对黑暗的未知感和因此引起的想象令人担忧。当因无知引起的黑暗消除后，你将永远都不会惧怕癌症了。

——雷蒙德·弗朗西斯

*

没有人可以为我们的身体埋单。谁都不可以不负责任地说话，谁都不可以这么做，只有我们自己为自己的生命负责。请站在尊重生命的高度和自己对话，活下来再重建，一切才有了意义。

*

为什么得癌症

每个人都会生病，生病面前人人平等。癌症这个标签可以任意贴到医生、成功人士、年轻人，甚至孩子的头上。造成患癌的根源一直是人类的不解之谜，也是医学、心理学等领域一直在探寻和期待攻克的难题。除了大众常说的环境污染、食品安全、生活压力、缺乏运动等因素之外，这里列举了一些可能造成癌症的观点和因素，希望为那些追问患癌原因的纠结之心开启一扇通往新世界的门，让阳光照进心里。

现代医学认为环境、饮食、运动、心情等都会影响身心健康，进而导致癌症的发生。我也一直在探讨和思考癌症的起因。

环境

加拿大很美，属于美丽、温柔、动人的国家，醉氧，好山好水，只是于我：更多的是重新适应全新的环境和生活，语言不通，没有朋友，好寂寞——是那种脚下没根、身后没山、凡事都要自己扛、奋力向上攀爬的寂寞。

饮食

用一位做餐饮的朋友话说：加拿大的食品要求严格到令人发指的地步。加拿大食品安全世界有名，以牛奶为例，截至目前还属于计划经济，不出口，只满足国内人民需求。无激素、无药物、无任何添加剂。

再说，平时我很少吃肉，油炸食品都不受我的恩宠，蔬菜水果才是我的喜好品。

运动

我一直坚持练气功和瑜伽，但是说实话，出汗运动基本没有。

心情

之前提过，第一时间我就看到了我生病的起因：生活压力大，无处释放和诉说。从物理角度看：当外界压力过大时，物体内部会因压强变大而膨胀。肿瘤就是这种膨胀的结果。

回过头去看癌症的根源，应该说是各种因缘具足之后，最后一根心理稻草压倒了我。

除此以外，还有什么因素会导致癌症的发生呢？肯·威尔伯的素食主义太太患癌后所著的《恩宠与勇气》一书中提到如下观点：癌症带来的心病，也是各种文化和次文化。

·新时代的观点：疾病是一门功课。你为自己制造了这种疾病，因为你需要学习重要的功课，以达到精神上的成长和演化。疾病是唯心所造，因此疾病也可以单靠心来治疗。

·医学的观点：疾病是由生物物理上的因素造成生物物理上的失序，大部分疾病不需要心理和精神上的治疗，因为这样的另类疗法通常无效，而且可能延误你接受正当的医疗。

·心理学的观点：以流行心理学的观点来看，压抑的情绪会形成疾病，最极端的例子是：疾病就是想死的愿望。

·整体治疗观：疾病是肉体、情绪、心智和灵性的产物，每一个环节都息息相关、不可忽视。治疗必须涉及所有层面。

·佛家的观点：疾病是这个世界不可避免的现象之一，询问为什么会得病，就像问为什么会有空气一样。生老病死是这个世界的标记，这一切的现象都显示了无常、苦与我，只有解脱和涅槃才能彻底转化疾病。

·科学的观点：不论什么疾病，都有它的原因，其中一些是被决定的，其他的都只是意外。不论怎样，疾病是没有任何意义的，得病只是概率和必然的现象。

这里再补充几个观点：

·中医心理学认为：从整体健康角度看，疾病不仅仅是身体某个器官或某种功能出现了故障，而且可能是一种不健康的生活方式、一个固化的不可改变的信念或观点、一种不和谐的家庭关系、一个未完成的事件造成的。如果是我们感到不能承担的精神痛苦，就会转而由身体去承担，所以疾病只是一种诉说。当疾病消失，便完成了其使命。癌症的定义就是不规则细胞无限制增长，顽强但无限延展，有生命力，顽强的特质就犹如我们自己，是我们执着的品质，甚至是我们挚爱的朋友。癌症并不是想要夺走我们的生命，它可能爱我们甚深、想和我们合为一体，让我们成为它或者它成为我们。

· 中医认为：癌症是因为人体内阳气弱，不能够运化和排解毒素造成的。从中医“道”的层面来看问题——严格意义上来说，人体本无病，人体只有排病反应。当人体有了过多的毒素的时候，就好比人体有很多垃圾，势必要找一个垃圾筐，癌症病变组织就是这个垃圾筐，我们不能说垃圾筐是病。当身体里面有了过多的毒素，而人体的阳气太弱，运行能力偏差，这些毒素无法代谢化解的时候，就会产生癌症。

· 英国精神病学家史蒂芬 · 格里尔提出了易患癌症性格的概念，将之称为 c 型性格（c 是 cancer 的缩写），性格特点为：不喜欢把破坏性和敌意性格表达出来，非常好的，温顺的，害怕坚持自己权益的人。格里尔认为，以“抑制愤怒，好人温顺”为特征的 c 型性格是导致癌症的危险因素。心理免疫学研究表明，心理、性格和情绪因素在致癌中的作用是通过抑制免疫系统的功能实现的，从而使癌细胞变异生长。

· 人类的功课：人类发展到今天，癌症已经是一种向全球蔓延和发展的疾病。如果说大多数人认为癌症的产生与身心健康有关，那么过去的人难道身心就都没问题吗？癌症是宇宙让人类在这一阶段需要攻克的功课。之前可能是疟疾、肺炎、脑炎等疾病，而现在癌症就是人类需要治愈的疾病，最终，人类治愈癌症就如同治愈肺炎一样简单而有效。

在我生病之后，很多人也在分析我的原因，其中褒贬不一。既然可能有这么多原因，我只想说，请善待你身边的病人，你的每一句问候、每一次帮助都是给予生命最温暖的阳光雨露；而那些喜欢不负责任乱说话、不具备感同身受同理心的家伙，请你们走开，因为谁也没有资格在别人生命的天空上指指点点。

*

为什么选择标准化治疗

“没有人可以为你的身体埋单，谁都不可以不负责任地说话，谁都不可以这么做。只有你自己可以为自己的生命负责，请站在尊重生命的高度和自己对话，活下来再重建，一切才有意义。”在听取中、加两国医生的专业建议后，我带着勇气和力量，做了一次与身体的对话，问问我的身体是否要继续完成放化疗。

我在手术后到加拿大进行后续治疗实在属于比较特殊的情况，中国医生认为手术后一个月内要接受放化疗，加拿大医生认为两个月是最后时限。为了不延误后续治疗，在朋友和家庭医生的积极推进下，我被安排在飞机抵达加拿大的第二天去了癌症中心。

每一个病人都有专门的护士接待。我被安排在一个设备齐全、干净整洁的单间里。

房间内的墙上贴着一句话：“Fears and anxieties are common when you

are living with cancer. You are not alone. Let's talk."（当你身患癌症，恐惧和焦虑是很正常的。你不孤单，我们聊聊吧。）看着这简短的文字，一股暖流涌上心头。

瘦瘦小小、和蔼可亲的加拿大医生手里举着我的手术报告翻译件给我耐心解答所有问题。她和其他医生对我的报告进行分析之后，告诉我要进行 6 次化疗和 25 次放疗，以及后续药物治疗。我的第一反应就是抗拒，然后问医生："加拿大对乳腺癌的治疗非常完善和先进，听说免疫疗法也已经开始进入临床阶段，我能否使用免疫疗法呢？再说我手术都已做完，是否可以不用再治疗了？"医生斩钉截铁地回答："不行！免疫疗法是对那些癌症晚期，没有办法的病人才会使用的方法，现在也属于试验阶段，乳腺癌 5 年生存率在 80% 以上，对于你这种有治疗方案，早期且治愈率很高的情况来说，不要放弃治疗和希望，我们一定选择标准化治疗。"

然后医生在纸上给我写下了这样一串数据。

手术后不做任何治疗，40% 会扩散；化疗会减少 12% 的风险，如果配合后期药物治疗，癌症复发和扩散概率会降低 32%。

稍有常识的人都知道，免疫疗法、自然疗法大多数是没有办法的一种选择，成功的案例确实屈指可数，生存的概率也许只有百分之几。

这时医生又给出了一系列加拿大政府可以提供的后续支持，包括：如果我需要，可以每次见医生配备一名翻译；营养医生专门给我答疑营养饮食问题；心理医生的个体化治疗开始介入，给我提供心理支持；社区护士上门为我打针；社区工作人员上门为我做饭，照顾我的起居；癌症中心安排志愿者接送我去医院治疗等，所有放化疗治疗及这些服务全部免费。

所有人都建议我完成最后的标准化治疗。我不是医生，更没有那几位得了癌症又靠自己的毅力、勇气和决心治疗癌症著书的英雄们那么勇敢，我深知是否选择标准化治疗对每一个人来说都是艰难的。所有人都知道放化疗对身体一定会造成或多或少的伤害，特别是作为中医心理学的传播者，我又那么了解疾病背后的缘由，所以是否接受后续治疗的决定对我来说比一般人更显艰难，我承认我是脆弱的，痛苦和纠结缠绕着我。

在我要做出最后决定前，我的一位心理治疗师朋友说出了非常有分量的一段话："没有人可以为你的身体埋单。谁都不可以不负责任地说话，谁都不可以这么做。只有你自己为自己的生命负责，请站在尊重生命的高度和自己对话，活下来再重建，一切才有意义。"

带着勇气和力量，我决定做一次自我心理对话，问问我的身体是否要继续完成放化疗治疗。

我用了两种方法与自己对话：

·NLP 的选择技术：将两个选择写在两张纸上，放在两个平行的位置上，然后站在一个地方，做几个深呼吸，让自己平静下来，手放在胸口和潜意识沟通，请它指引，然后凭直觉移动纸张，看它引导我去到哪里，那个可能就是我内心的答案。

·身体知道答案：站好，做几个深呼吸，放松下来，然后叫自己的名字，"我是 xxx"，看看身体给出的答案，然后再叫别人的名字，看看身体什么反应．当我知道身体对"是"和"否"的反应之后，把现在想做的选择说出来，请身体指引我方向，身体会告诉我它到底愿不愿意。

做完这两个实验之后，我的内心和身体同时告诉我：我选择接受标准化治疗，先活下来，再重建。

*

化疗老外们的精神头儿

心态，关键是心态。在老外病友们的积极心态，以及医生和护士贴心关怀的气氛中，在温馨祥和的环境里，我也入乡随俗了，此前收紧的心一下子松下来，放松下来。

第一次化疗。站在前台等登记的两位分别是这样的：一位是穿着吊带，画着浓妆大概四五十岁的时尚女人，另一位是身着套装和小高跟鞋的驼背老奶奶。如果不是白色手环，真的看不出她们是病人。还有那位，走路都需要拄拐，但依然穿着露后背的翠绿色连衣裙的奶奶，那背影分明写着“优雅”二字。

高挑明亮的大厅，医院大堂里的钢琴演奏，漂亮衣服的橱窗，各色香气扑鼻的餐厅，无论如何都看不出这里是医院。

一位已经复发两次的 80 多岁德国籍老奶奶每次都从头说笑到尾，最后一次化疗时还专门买了一盆花给我。漂亮的 20 岁的加拿大姑娘永远像个无忧无虑的少女，用甜甜的、迷人的微笑跟朋友聊天。每次去化疗，无论是 80 多岁的老人，还是 20 出头的姑娘，从来没有看到过一位面露难色、情绪低落的病人。化疗期间，无论医护人员与病人，还是病人之间，大家都有说有笑，欢声笑语在这里不足为奇。我瞬间就被他们的精致装扮，被他们的积极心态感染。

中午时分，医护人员推着简易餐车过来，微笑着问我们是否需要吃点啥，当然，餐车的食物都是免费的，大多数人只是要一小盒饼干，或者一小碗汤。最初，老妈怕我饿着，给我带纯天然的小西红柿、面包，看到这里有免费的午餐，这些零食也就不必再准备，我便一身轻松来治疗了。

在每一个病人最后一次治疗结束时，都会摇响铜铃，以示庆祝，告别这永远不再见的疾病。与此同时，治疗中心都会响起雷鸣般的掌声，那是全体医护人员及所有病友送上的祝福，不管是否认识，都会有人排队送去拥抱。那一瞬间，很多人都会有泪花闪动。

心态，关键是心态。在如此轻松的气氛中，在温馨祥和的环境里，我也入乡随俗了。此前收紧的心一下子松下来，放松下来。

*

放疗医生的观点

用数据说话，让病人能够清晰地知道治疗方案的效果；把选择权交给病人自己，做自己的主人，为自己的选择负责是治疗期间最开心的事情。

我的放疗医生是位中国人，曾经在北京某三甲医院做过医生。看见他那叫一个亲切，有点儿眼泪汪汪的感觉，终于能够在治疗层面和医生顺畅交流了。

医生看了国内中文版手术报告，给了我三种方式让我自己对放疗做出选择。

医生建议我做 30 次放疗，包括乳房、腋下和锁骨，做放疗 5 年以上复发率 5%。第二个选择如果实在想少做，可以选择做 21 次，但是每次剂量会比 30 次单次要大，不会对人身体产生更大伤害，总体医学结果一样，由于锁骨部位神经较多，所以 21 次治疗方案里不做锁骨。做放疗的副作用除了皮肤短期内会有变化，以及稍有疲劳感之外，会有 1%的概率因为放疗导致癌症。第三个选择是不做。不做的复发率为 20%。医生让我回去考虑，可以下周给他电话，并且告诉我：每次都会有两名医生专门进行精密测量，确保准确无误后方可开始治疗，治疗中射线准确照射，不存在其他地方的伤害。

我是个很怕选择的人，但是真的给了我选择的机会，我又觉得特别开心。不像化疗，沟通没有如此畅通，医生还坚持要我做完 6 次，当然我知道医生都是负责任的。

坚持做完化疗和放疗，就算整套治疗方案完成了。当我去参观放疗中心之后，我突然想应该把放疗做完，才能写出完整的治疗文章给大家借鉴，也许这就是我的责任。所以我决定放疗，只是在数量上，我最终选择了做 21 次。

*

营养师的建议

加拿大营养师的建议就是不用忌口，但要适量。而我更愿意选择听身体的：想吃这种东西就吃，不想吃就不吃。身体知道我的需要。

见到营养师的时候，是在一次化疗中，她来到我身旁，手里举着一份详细的营养说明给我。我首先发问："对于乳腺癌来说，有什么不能吃的东西？"营养师的回答非常干脆："没有。"

但以前听过各种禁忌说法，我实在不知道该吃什么不该吃什么。于是我把我事先准备的问题逐一请教医生。

问：牛奶可以喝吗？

答：可以。因为加拿大政府对乳制品有非常严格的要求，乳制品质量全球领先，不含激素和任何添加剂。

问：肉可以吃吗？

答：可以。每天可以吃手掌大小份额的红肉（牛、羊、猪肉），隔天搭配食用。鸡肉和鱼肉可以随便食用。

问：我的激素水平高，是不是不能吃鸡肉呢？因为鸡肉有激素。

答：加拿大鸡肉不存在激素问题。

营养师补充说明了两点：少吃油炸食品和甜品，多吃水果蔬菜就好了。每天饮酒不要超过一杯。

这样的解释让我放心很多，但"病从口入"还是值得注意的。只是现在的信息量太大了，人们往往不知所措。

就像露易丝·海所说："很多营养学方面的书籍都是由自己生过病的人写的，它们各自总结出自己的康复方法，然后写成书。但是每个人是不一样的，不可一概而论。"她的建议是：如果想吃这种东西就吃，不想吃就不吃。听身体的。

*

药剂师的建议

中医讲究平衡、药性互补，西医主要看数据说话。病人本身不是医生，无法判断谁对谁错，更不知道医生用药的准确性。但是对于病人来说，面对负责任的药剂师，只有一个“信”字当头。信任让我的治疗变得简单起来，心也踏实下来。

我的药剂师是一位香港人，加拿大长大，他不大会说普通话，我们交流基本用英语，如果是特别难懂的单词，他会写繁体字给我解释。特别搞笑的是，他叮嘱我不要喝豆浆，但是他不知道普通话怎么说，就给我写了“豆水”俩字，嘴里念叨着豆腐水。我猜，豆腐的“腐”字和豆浆的“浆”字他是不会写的。8 年前，他患了肝癌，现在状态非常好，坚持上班，耐心负责。他还鼓励我，安慰我，我感到了榜样的力量。

第一次化疗时，他就把所有药物都给予详细的解读，耐心给我解释如何服用。特别叮嘱我不要吃西柚，这种水果会和化疗药物产生反应。

因为我从国内带来了调理类中药及保健品，药剂师又特意复印了我的中药方子回去认真研究，看看是否可以在化疗期间同时食用。过了几天他打电话给我，然后一味味给我讲这些是否可以食用。比如提高白细胞的中成药中有鹿茸，调理中药中含有黄芪，他不建议服用含有这些成分的中药，特别是鹿茸里含有雌激素，对雌激素水平较高的我来说不建议服用。

正值夏天，我家后院长满了蒲公英，因为蒲公英会破坏草坪，所以老外都用药把蒲公英铲除掉。但是蒲公英就是一味消炎的草药，老爸最喜欢留着它们，每天拔几个生吃，天然美味。药剂师得知后，建议我化疗期间不要吃蒲公英，因为蒲公英消炎的功效会降低白细胞。

对于专业中医医生来说，听了药剂师的话可能会有些质疑，中医所用的药材不能孤立去看各味药的药性，讲究的是总体之间的平衡，我也不能肯定药剂师说的一定是对的，但是面对如此负责任的药剂师，我无话可说，只有一个“信”字当头。因为这份信任，让治疗变得简单了，我的心也踏实下来，听话省心而愉快。

医生与病人间的信任就是这样建立起来的。

*

化疗之后的第一餐

朋友说：你不是一个病人，只是一个需要借由被激活的癌细胞去自我寻找和疗愈的人。是啊，你们说的道理都对，可是我听不到，我深陷泥潭出不来，此时此刻的我只能感觉到陪伴的温暖。就像一个自闭症的孩子，也许你跟他重复同样的“傻”动作，他才会注意到外界的声音。“陪伴是最长情的告白”不是一句话，而是用时间积累出的爱。

几个小时输液化疗之后，也许是之前吃了药物的缘故，我精神抖擞地回到家里，可是回到家后人就完全颓废了。连看见水都会想吐，浑身难受，两条腿就像被打到麻筋一样发麻到不能动。爸妈都来到床边照顾我，爸爸给我按摩腿，儿子也跑来给我按摩，还给我选了轻音乐让我放松。儿子说：“妈，你刚输入了化学制剂，现在它们正在你的身体里开始化学反应，就像我们做实验一样，厉害的实验反应还会沸腾、冒泡。所以这个过程你肯定会难受。但是反应之后，就会慢慢消失了。所以不要害怕呦。”

凌晨3点多我就开始饥饿难忍了，我把桌上的饼干泡水吃了，还饿，怎么办，保持体力，躺着不动。直到早上老妈起床了，我第一句话就是："妈，我饿得不行了。"老妈高兴坏了，赶快给我下了热汤面，我呼噜呼噜都吃了。

照镜子时，我发现自己变样了，昔日的大脸盘子没有了，凸现了眼睛又黑又大，但面露凶相。我要把全村的鸡都吃了，我要跟大龙虾睡一块儿啊！到了中午，儿子馋我说想吃炸酱面、鱼香肉丝、麻辣烫，哎哟喂，馋死我了。这口水说下来就下来，老爸擀面，老妈炸了两种酱。可是坐上饭桌，我就开始恶心，作呕。看我太难受了，儿子突发奇想，找出了飞机上用的眼罩给我带上，他说："妈，你不要看这些东西，你要去感受食物，你要相信我们给你准备的饭，闭着眼睛慢慢吃。"然后他又给我打开了轻音乐，我戴着眼罩，闭着眼睛，啃着黄瓜，手捧一瓣蒜，吃着手擀炸酱面，眼泪却悄悄流了下来。

那天是母亲节，我说："谢谢妈妈，谢谢爸爸，谢谢儿子。"

儿子说："妈，母亲节快乐。谢谢妈妈，但是吃饭不要哭，高高兴兴享受美食吧。"

就这样，治疗后第一次我吃了顿饱饭，三碗面条下肚。因为我预想不到的食欲，老爸最后只吃了一小碗，没吃饱，但是全家人都很开心。

在饱受治疗药物带来折磨的泥潭里，此时此刻的我只能感觉到陪伴的温暖。就像一个自闭症的孩子，也许你只跟他重复同样的"傻"动作，他才会注意到外界的声音。"陪伴是最长情的告白"不是一句话，而是用时间积累出的爱。深爱我的家人用他们的行动将这份爱慢慢地融化在我的血液里，来抵消药物带来的副作用。

*

坐上加拿大的急救车

按照加拿大的惯例，急救车、警车和消防车一般会同时出勤，以防各种不测。在超市里晕倒的我也体会了一把这重量级的护送待遇，我的人生算是完整了。

化疗之后的第 6 天，朋友开车带我和爸妈去 Costco（好市多）买东西。那天我特别小心，没有去逛超市，只是安静坐着等他们买完东西回家。大概是等的时间有点长，虽然早上吃过丰盛的早饭，但是两个小时没有进食的我突然饿得发慌，就在一瞬间，我浑身瘫软，手脚发麻，整个过程大概几秒钟，我不知道发生了什么，只记得被超市工作人员用轮椅推进办公室，很多人围着我，看着我。我呼吸急促，想吃东西，有人说要给我果汁，有人问我是不是低血糖，我睁不开眼睛。

因为只有我会英语，所以我闭着眼睛回答着他们的每一个问题。等我睁开眼睛，一位女士握着我的手，热切而真诚地看着我。我告诉她，我是个特殊的人，她开始微笑，后来当我告诉她我刚做完化疗时，她明白了。我让妈妈给我面包吃，却被工作人员以迅雷不及掩耳之势从我嘴里掏了出去，我想他们大概担心我会不清醒而导致食物阻塞，引起窒息。

大约 10 分钟后，迷迷糊糊的我看见一位身材魁梧，大概有 1.9 米多的背着大医药包的帅哥走进来，要走了我的健康卡，我出示了癌症治疗卡（化疗期间，每个病人都会随身带一张“发烧卡”，任何时间去医院急诊出示这张卡，医生就会特殊安排接诊），然后我被抬上担架，在几名身材同样魁梧的急救人员的护送下，在超市里所有工作人员和消费者的万众瞩目下，我被推出了超市，坐上了救护车。

与此同时，我看到消防车、警车都已经在身边停靠好，按照加拿大的惯例，急救车、警车和消防车都会同时出勤，以防各种不测，而我也体会了一把这重量级的护送待遇。

救护车上只有一名女医生，她给我的朋友写了医院的地址，示意她们跟着救护车去医院。当在狭长的救护车里时，我很想哭，很想抓住任何救命稻草，我问医生：“我能摸着你的手吗？”她温柔地说：“当然可以，我的宝贝。”“So sweet（太好了）”，我轻声回答。每当她要转身去拿东西，都会提前跟我说，她要做什么，要暂时把我的手松开等等，并告诉我血压、心跳、血糖全部正常。这位陌生的医护人员就这样一直守护着我，让我平静放松下来。

到了医院之后，辗转了很多地方，最终被送到癌症中心。接诊护士问我为什么来，我说：“我饿，要喝水，吃饭。”看到我可怜的样子，护士皱着眉头，问：“为什么没有家人陪同，把你饿成这样？”我说：“救护的医生担心我有别的问题，不敢给我东西吃。我的家人在来医院的路上。”听完我的情况，护士转身离开，不一会儿给我送来一大盒三明治和一杯饮料，这次我是以迅雷不及掩耳之势把东西一扫而光。

在我做完血象检查之后，一位和蔼可亲的老爷爷医生进来，他一直微笑着听我讲事情的经过，然后告诉我一切结果都好，我可以回家了。就在我高兴地走出诊室的一瞬，我看到医院里摆放的广告人物就是刚才给我看病的老爷爷医生。他好帅，好亲切。

在加拿大我也坐了一回急救车。我这人生真的完整了。

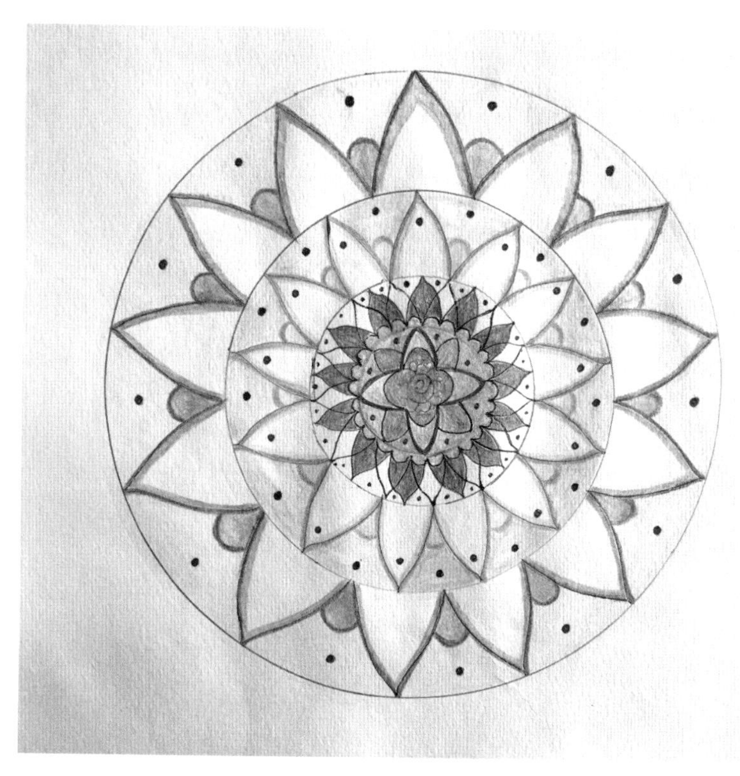

绘画中的阴影突出了作品的层次感。

画画时我意识到：阴影本身其实也是生活中的一部分，

是我们不能忽略的部分，正是阴影的存在才衬托出阳光下的美好。

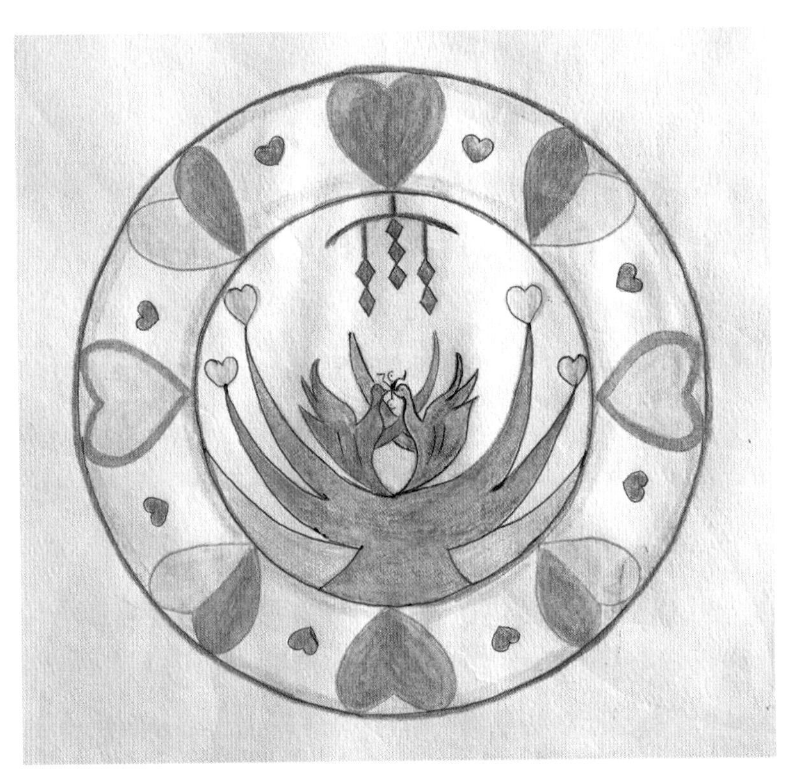

这就是爱，爱就是你中有我，

我中有你，我就是爱本身。

*

爱上现在的自己，刚刚好

当化疗剥夺了原本属于我们的东西时，我们会发现：原来一切都刚刚好，别减肥，别嫌弃自己的所有，热爱自己吧，趁现在，趁活着，趁属于自己的东西都在，爱现在的自己，一切刚刚好。

第二次化疗后的某个清晨洗脸时，我发现很多碎头发都挂在头发上，用手一捋，一把把掉下来，而且越掉越多。正在伤感之时，老妈进来安慰我："我给你炒芝麻去，对头发有好处。"而我心里想，炒多少芝麻这次都没用了，该掉还得掉。

电视里在播放朴树的歌《那些花儿》："那片笑声让我想起我的那些花儿，在我生命每个角落静静为我开着，我曾以为我会永远守在她身旁，今天我们已经离去，在人海茫茫，她们都老了吧？她们在哪里呀？幸运的是我曾陪她们开放。"

突然我泪流满面。是啊，我生命中的那朵小花儿，我一直以为她就在那里悄悄绽放，在我生命的每个角落静静为我开放，我曾以为我会永远守在她身旁，但是那朵那么美丽的小花儿突然不见了，那美丽、充满活力的花朵突然凋零了。是因为我这么多年没有用心呵护，没有太多关照她，她病了。

秀发。小时候我是用头发当书签用的，偶尔掉下一根来，妈妈说像猪鬃。我对自己头发的评价是粗且有的是。我经常窃笑同事每次梳头时要让老公给她数掉下来多少根头发，并小心翼翼收藏那些掉下来的头发。每当这时我心想，要不我借她点头发吧。上大学时，好友经常去发廊“拉直板儿”，因为她每次洗完头，头发都是支棱着的，而我每次洗完头，头发从不用吹风机，又黑又直，我自信地认为，我给洗发水做代言人都不为过。

化疗一开始，我轻轻用手拢了一下头发，一把秀发就轻易地抓在手里了，满床满身到处都是头发，毛囊破坏，引以为荣的秀发就此停止生长了。过去从不在意的东西就这么轻易地没了。最后我彻底把头发剃光了，露出圆圆的脑袋，我突然发现自己其实很漂亮，我好喜欢自己现在的样子。每当看到镜子里的自己，我就越来越爱自己。

浓眉。小时候我姐要专门托人去新疆买眉笔，而我的眉毛浓密且长，爱美之后，还定期要求我姐给我拔眉毛。我们俩经常开玩笑说，要不我拔点给你，我俩就都省钱省心了。

化疗第一期后，闲暇时间我曾专门买来修眉工具，研究修眉画眼妆。但是没多久，眉毛、睫毛就和所有毛发一样，一去不复返了。突然发现脸上最明显的就是乌黑的大眼睛了，曾经的浓眉居然只能靠眉笔来帮忙填充了。

体形。我从不减肥，所以着实属于丰腴型的，大脸盘子可撑门面了。大粗腿、大屁股曾经被嘲笑，说我一屁股能坐半个床。

化疗之后，屁股上的肉越来越少了，14 岁女孩的裤子我轻易就穿上了，多亏过去底子好，要是换个瘦子，这回直接就被风吹散了。

乳房。中学时，发育开始，我就问我妈："这么大的乳房能不能把它拉掉，太难看了。"现如今，成年后一直引以为荣的乳房在这次手术中的确保住了，但边缘留下了一道长长的疤痕，我知道：在古老的民族，将疤痕视作美，代表无惧。

的确，化疗剥夺了本来属于我的美丽，本来属于我作为女人的一些资本。但是当这种改变真实存在之后，我才突然明白，原来一切都是刚刚好，别减肥，别嫌弃自己的所有，热爱自己吧，趁现在，趁活着，趁属于自己的东西都在，一切刚刚好。

看着后院多年生的玫瑰花和多年生的绣球花，我知道那棵红玫瑰和粉色绣球一到春天就又开始充满朝气了。我要更加爱惜自己，精心爱护那朵小花儿，让生命重新绽放。

C H A P T E R

2

下篇 / 康复

*

第一章

放下——重遇未知的自己

*

在生活中，我们会遇到重重困难，这些困难和问题其实都是来帮助我们了解自己的负面信念，并且希望我们能够在克服困难的过程中，让我们被埋藏的力量失而复得。

——张德芬

*

为了适应外在世界，现实中的我和内心深处的本我走在了不同的道路上，甚至越走越远，早把自己给丢了，身体开始抗议，用癌症来告诫我，该找回真实的自己了。癌症缩短了我们成为自己的时间，如果不是这场疾病，我在偏离自己内心的道路上，在让自己不快乐、不想健康的道路上不知道还要走多久。当我们认回自己、宽恕自己、爱自己之后，我们会看到不一样的自己。

*

认回自己，最该爱和宽恕的是我们自己

不要再做忍辱负重、离自己本心越走越远的“好人”了，这个世界其实最该宽恕的，最该爱的是我们自己。人生不过百年，是时候认回自己、宽恕自己、爱自己了。我们要学会更轻松、愉快、巧妙、自由地生活。人生不该苦短，而是喜乐。

大学同学小白在我手术后对我说：“你上大学时是个小牛犊，身体可好了，还经常代表班里参加中长跑，还给我每天焐手呢。”“真的吗？我怎么都不记得了？那我什么时候就变了呢？”她告诉我，自从我去了外企之后就不想健康了，一直秉承以瘦为美，收敛自己，嗓门开始变小，做事开始喜欢小资情调，逐渐失去了率性的本我。而在工作和生活中，我一直不太愿意或者不太敢表达自己的真实想法和意愿，其背后原因是害怕别人不高兴，或者别人说我不好。据说单位有位领导听说我跟大家关系都不错，还曾经怀疑我是不是不干活，他的潜台词是：干事就有人

说不好。殊不知，在我努力做事，还要平衡各部门关系的背后有一颗忍辱负重、讨好所有人的心。因此，委曲求全就成了我的代名词。

心理专家说：“所谓好人就是时时刻刻以他人为中心，在心里老想着别人的利益，总担心别人不高兴，宁愿委屈自己也不为难别人的人，至少也是‘己所不欲，勿施于人’。”但这种人经常会打掉牙往肚里吞，克制自己的情感，压抑自己内心翻滚的负面情绪，当自己与他人发生冲突时，往往内心比较纠结，因为容易郁闷、不爽、情绪低落，这种负面情绪的积压会慢慢导致生病。《黄帝内经》多处出现情志与疾病的关系。而我就是如此离自己本我、离自己本心越走越远的“好人”。

我相信过去几十年，为了适应外在世界，现实中的我和内心深处的本我走在了不同的道路上，甚至越走越远，于是我早把自己给丢了，身体才产生了抗议，用癌症来告诫我，该找回真实的自己了。其实癌症缩短了我们成为自己的时间，如果不是这场疾病，我们在偏离自己内心的道路上，在让自己不快乐、不想健康的道路上不知道还要走多久。在静谧的城市里，我开始真正思考什么是我最想做的事情，并且要抓紧时间去做。

“在有限的生命里做好自己喜欢的事情。不能让公共话语把我们的心引诱出去，然后流浪在路上。内心丰富起来，有意思起来，好玩起来，不要看别人的脸色，做事情就是为自己。”是的，我要开始学习并运用心口合一，忠于内心的生活，增加生命的宽度。

我一直觉得我要做一个传播爱和健康的使者。既然要传播爱和健康，首先自己就应该是个充满爱和健康的人。癌症的爆发，让我看到之前的我，并不是一个充满爱和健康的人，我要利用这次生病让自己获得这种能力，真正了解什么才是爱自己，爱别人，怎么做才能更加健康，只有自己有足够的能力，传播出去的才是正能量。也许这就是通过生病才能修炼出来的道理。

治疗师是用他们的经历来帮助别人，就像营养师一样，但谁也不能代替自己，这个过程中的体会、发现和改变更多是靠自己。任何方法都只是给你打开一扇窗，为你指引一个方向、一条路，你所经历的轨迹是在不断改变的过程中努力学习，努力让自己变得更舒服更美好。这是个过程，包括癌症的出现，都是我艰难的改变路上的一段经历，这段经历让我学会更加爱自己，学会自己帮助自己。

牛顿第三定律告诉了我们作用力与反作用力之间的关系。如果物质世界可以影响人的意识，比如看见美景，人就产生欢喜心，那么同理，人的意识也会反作用于物质世界。我坚信，如果我每天想好事，世界就会跟着变化了。看花不是花，一旦人的意识给花下了定义，花就是花了，看的世界就从什么都不是变成了一朵花。

某日我做“宽恕”练习：想象面前站着那个“最不能宽恕的人也是最该宽恕的人”。这时，我伤心地哭了，因为我突然发现最不能宽恕的就是我自己。因为我不能接受自己的失败，自己的不完美。所以认回自己，从宽恕自己、爱自己做起。

我始终坚信：“人生没有白走的路，每一段都算数。”

回想过去，突然觉得过去40多年我一直很努力，就像一个勇攀珠穆朗玛峰的战士，克服了人生重重困难，在即将抵达制高点的时候，突然遇到了雪崩，然后被埋在厚厚的积雪之下，只露出头部残喘。我又想到《功夫》里身受重伤、身缠纱布的周星驰，当所有人都认为他已经死了的时候，他破茧而出，并且获得了更大的能力和功夫，最终战胜了敌人。

这就像我的人生写照。只是当再次活过来之后，我要学会更轻松、愉快、巧妙、自由地生活。同样是看山峰上的风景，我可以选择乘坐热气球，可以驾飞机，也可以骑老鹰，总之要学会借力生活，更愉快地生活，不要把人生过得很辛苦。

诚然，癌症的事实是对我之前付出努力的巨大打击，我开始质疑过去的所有努力。后来我问自己，如果不选择积极向上的生活，难道等死吗？最终我还是选择了改变，选择了一直以来我秉承的积极：我要积极面对癌症，积极坚持治疗，积极活出幸福。我很喜欢安妮斯顿的话：我要做 tough cookie（坚强的人）。

“苦难就是苦难，它变不成糖。生活扇来的巴掌，其实无法扇回去，唯一能做的，就是把它咽下去，成为让自己强大的力量。”是的，我要做个坚强的女人，一个内心有力量的女人，一个用这份力量为自己的人生负责的女人。我坚信，所有的磨难都是人生最大的财富。所有的问题都只能用“创造新的自我来解决”。每个人都是艺术家，自己就是自己此生最重要的作品。

人生不该苦短，而应该是喜乐。

*

生病不要责怪自己，而应感谢自己

生病本身就是一种痛苦，我们需要忍受常人无法忍受的精神、身体、心理等各方面的挑战和困难。即便如此，我们仍然没有放弃自己，仍然努力与疾病斗争，与疾病和解，这是何等不易？因此我们更应该感谢自己，感谢自己的努力。

惊闻我生病之后，很多人包括我自己一直在反省自己为什么会得了这种病。有朋友说，你的病是自己想出来的，有人说你就是心太重，总之原因都是自己的。

但突然有一天我发现这件事错了，当我冥想时，我常常会感到委屈，会流泪。我已经那么努力了，为什么还是我？

有人认为癌症是自私的产物。而我认为说这些话的人一定是幸运得没有经历过癌症的痛苦。作为一个经历者，我想负责任地为自己为病友说几句话：通过我的观察和了解，大多数病人都是对别人太好，而忘记了自己，所以癌症病人的根源就是缺乏对自己的爱，对自己太不好了，太难为自己了。我特别想感谢自己的不容易。

生病本来已经是非常痛苦的一件事了，特别是重大疾病，对个体而言就是灭顶之灾。我们需要忍受常人无法忍受的精神、身体、心理等各方面的挑战和困难，但是我们仍然没有放弃，仍然努力与疾病斗争，与疾病和解，我们是何等不易。身心所承受的痛苦只有自己能够体会，所以从病人本身来说，请不要再批判自己了，而是要爱自己，善待自己，帮助自己身心重建。我们必须好好感谢自己，感谢自己的勇敢，感谢自己的坚忍，感谢自己的努力。感谢我们还能活出希望。我们生病了，但是感谢我们还活着，比起那些突然灾难降临的人来说，比起那些现代医学已经无能为力的病人来说，我们是幸福的。我们还有机会活出自己，活得快乐和幸福。

为什么还要纠缠生病的原因呢？谁有资格评价或指点我们的病痛呢？谁也不是当事人，没有经历就没有发言权。

当然，如果有人喜欢说你，你又不爱听，可以反击他们，可以离开他们，也可以把他们的话当成外语，当成一种声音忽略不计。请那些对我们指指点点的人靠边站。

此时此刻，我们只有更坚定地站在自己身边，坚定地支持自己，才是对生活、对自己最好的爱。

此时此刻，我们要做的就是更好地爱自己，感谢自己，感谢老天给了我们重生的机会。

*

“幸与不幸”换个角度看

不管有多少人评价我们现在的“不幸”，我们仍然可以“活成很多人不敢活的样子，不同于许多人将就的人生”。换个角度看疾病，看不幸，其实我们都是世界的幸运儿。

朋友曾经说我是个不幸的人：没工作，有欠款，还得了癌症。

没工作。我自己选择放弃了风光而稳定的工作，初入漂亮的写字楼，众人吹捧无非是冲着那个职位。当没有了工作以后，我才有机会去选择喜欢的工作，比如成为一名作家、成为一个爱和健康的传播者。

有房却还欠款。初听起来的确如此，我是个“房奴”。但转念一想：这是加拿大的生活方式，如果我想卖了这房子，也可以有钱。只是在这里我更愿意先享受生活。

癌症。我得的的确是癌症，诚然癌症是很可怕的疾病，但谁说得了癌症就是世界末日？我很幸运得的是治愈率最高的乳腺癌，我在中国得到了最好医院的医生做手术，在加拿大又得到了最好的医疗条件和药物的治疗。其间，我得到了家人每天在生活上的照顾及精神鼓励。我得到了加拿大志愿者及康复中心的帮助，还有那么多朋友的帮助，所以我是幸运的。而且比起可能会自杀的抑郁症，比起交通事故中丧生的人，我不幸福吗？我至少还有机会活出自我，活得更好不是？因为得过癌症，我比常人多了一份生活感悟和体会，多了一份对生命的理解和热爱。这又何尝不是一种幸运呢？

所以，我仍然觉得我是幸福的。

当我看到了自己所拥有的资源时，幸福感倍增。我过去相信自己是有能量的人，是有责任的人，现在仍然要相信自己。就像一颗种子，即便我不知道未来它会长成什么，但只要我不断浇水给它营养，给它期望，万一它真长出我想要的果实，那将是最美好的事情。如果长不出来，至少我也尝试了。

看到大家都在各种“晒”，心里很痒痒，但是我突然明白一个道理：现在的我就做一件事——好好保养自己，康复起来，健康强壮起来，然后才有机会回到繁华的世界里，伺机再勃发。我头脑中出现了电影《天下无贼》里最后一幕场景：“奶茶”扮演的孕妇在得知老公死了之后，狼吞虎咽大口吃东西，一串眼泪留下来，但她仍然坚持在努力地吃，为了肚子里的孩子，为了明天。这就是现在的我，最需要做的。保养自己，好好休息，别的不想。

在休养治疗阶段，我仍然笔耕不辍，边治疗边工作，我为自己骄傲。如同森林里那一株株奇花异草，那一只只形态各异的小鸟一样，我就是这个世界最独特的一朵小花，带着一点点清新，静静地、优雅地绽放。

我就是我，不一样的花朵。我爱自己。

我相信：不管有多少人评价我们现在的不幸，我们仍然可以“活成很多人不敢活的样子，不同于许多人将就的人生”。

*

癌症康复的关键

癌症康复的关键点往往在于：降服自己的心，学着从爱自己入手，每天坚持练习，坚持锻炼。但是整个学习的过程就像是一个爬山的过程。克服自身重力就需要“做功”，而做功就会感觉很累，很艰难。这个过程也恰恰在锻炼我们的身体，锻炼我们的意志，在不同阶段看到不同的风景，看到不同的自己。这是一个“每天 1 小时练习，23 小时去实践”的过程。

怎样解决垃圾来源的问题——怎样让人体不再持续制造癌细胞？这是彻底康复不再复发的关键。

露易丝 · 海说：“整体的康复包括身体、思想和精神三方面。从思想途径入手的人会先做思想工作或先做心理治疗，从精神途径入手的人会练习冥想或做祈祷。”

从中医的角度来理解：形成癌症的原因是人体内有太多的垃圾和毒

素，而人体阳气和运化能力又不够，无法完全降解。那么解决这个问题的办法就清晰了：第一，减少人体产生的垃圾；第二，恢复人体自身的阳气和运行能力。

癌症没有我们想象得那么强大，它也是很脆弱的，它怕人体的阳气。阳气是人体自身的功能及免疫力。运动是能够让身体增加阳气，让运化加快的，所以癌症病人必须要运动，只是运动不宜过于剧烈，以免损伤气血，以运动到微出汗和舒服为宜，坚持下去，自然会增加人体的阳气和排毒能力。

根据我的体会，要想减少产生垃圾，思想是第一步。我们最难控制的就是自己的心。所有人都劝我，别老想癌症这件事，以后就会好了。但是我知道，无论这个人外表多么坚强，内心总会有脆弱和柔软的那部分需要自己去面对。是人就会有情绪，就会有思想，情绪是那么容易控制得住的吗？我们有很多的情绪，诸如嫉妒、厌恶、憎恨、贪恋、执着，这些都是消耗阳气的，唯有爱是让人增加阳气的。

癌症康复的关键点往往在于：降服自己的心，学着从爱入手，每天坚持练习，坚持锻炼。但是整个学习的过程就是一个爬山的过程。要克服自身重力就需要“做功”，而做功就让人感觉很累，很艰难。然而这个过程也恰恰在锻炼我们的身体，锻炼我们的意志，在不同阶段看到不同的风景，看到不同的自己。

面对纷繁复杂的大千世界，我们能做的只是打理好自己的心情，我们并不能创造无波无澜一片坦途的人生，然而不断拓展的内心世界，却可以越来越走向柔和而用充满爱的态度来面对生活的自己。这是一个“每天 1 小时练习，23 小时去实践”的过程。

*

21 天养成一个新习惯

如果有人问："Who wants change？"（谁想改变？）所有人可能都会举手，但是如果有人问："Who wants to change？"（谁想去改变？）答案就不一定了，改变需要动力，需要时间，需要方法，需要毅力。在行为心理学中，人们把一个人的新习惯或新理念的形成并得以巩固至少需要 21 天的现象，称之为 21 天效应。习惯的养成需要 21 天，何不利用每期化疗正好 21 天的难得机会去养成一个有利健康的好习惯呢？

《永远不再害怕癌症》里说："如果得了癌症，并且转移，那么有两个选择，改变饮食或者死亡。"而我想说的是，如果得了癌症还有两个选择：接受现实，改变过去的习惯，或者等死。我决定选择：接受现实，改变过去的习惯。

牛顿第一定律告诉我们：任何事物都会保持惯性。牛顿第二定律告诉我们：要改变，需要力。对于凡人来说，这个改变的力大多是外力。

比如现在的我。

现实生活中，如果有人问："Who wants change？"所有人可能都会举手，但是如果有人问："Who wants to change？"答案就不一定了，改变需要动力，需要时间，需要方法，需要毅力。不论是在电影里还是生活中，改变，不断为旧有的事物注入新的活力，一次次挑战自己，永远是打破焦虑最好的方式。我们只有在不断尝试的过程中才能更加了解自己的样子。

我接受了 6 期化疗，每 21 天一期，还有放疗 21 次。瞬间，21 这个数字让我开始产生联想。

在行为心理学中，人们把一个人的新习惯或新理念的形成并得以巩固至少需要 21 天的现象，称之为 21 天效应。也就是说，一个人的动作或想法，如果重复 21 天就会变成习惯性的动作或想法。而习惯的形成大致分为三个阶段：

第一阶段：1~7 天。此阶段表现为"刻意，不自然"，需要十分刻意地提醒自己。

第二阶段：7~21 天。此阶段表现为"刻意，自然"，但还需要意识控制。

第三阶段：21~90 天。此阶段表现为"不经意，自然"，无需意识控制。

如果每 21 天形成一个习惯，何不利用这些 21 天去养成 7 个有利健康的好习惯呢？我慢慢想我该养成什么习惯呢？我该学习什么呢？

"你无法选择生在什么样的家庭，但你可以选择去爱它；你无法选择自己的长相，但你可以选择接纳它；你无法选择自己的过去，但你可以选择现在想要过怎样的生活；你无法选择自己的人生遭遇，但你可以选择如何应对它；你无法选择遇到的困难，但你可以选择去解决它。人生有许多事情都无法选择，但你永远都能选择用什么态度去面对。人生精彩与否，成功与否，幸福与否，不在于你选择的部分，而在于你如何回应那不能选择的部分。”每个人都有帮助自己度过劫难的法宝，在难熬的化疗日子里，除了眼泪，其实还有别的选择。我选择了改变，养成新习惯。

*

第一个习惯：爱自己

我们都是凡人，那就从凡人体会的爱中学习爱上自己。第一个功课就是让自己愉悦，不为难自己做不想做的事情，只做愉悦自己的事情，简单说就是怎么高兴就怎么做，不要为难自己。

日本大提琴家夏恩调整心态，决定爱身体里的每一个癌细胞，他视疼痛为叫醒服务，对其致以祝福和感谢。接着他决定爱生活的全部，包括每个人，每件事。一段时间后，癌细胞竟然全部消失了。这便是生命的奇迹。

疾病源自我们身体内在对爱的匮乏和缺失，而疾病也终将在无条件的爱和爱心中被清理和治愈。露易丝·海每天对自己说："我爱自己，我赞同自己。"好吧，我决定先学会爱自己。

某日当我想到爱自己时，突然哭了。老妈看见我哭便问缘由，我说："我居然不会爱自己，我不知道怎么爱自己，我不知道什么是爱自己。”如果我不会爱自己，又如何去爱别人？如果我没有苹果，又如何把苹果给别人？都说要像爱自己一样爱别人，可是却没人教会我们如何爱自己，那么又如何爱别人呢？

妈妈说，那就从现在开始学着爱自己吧。

晚上，我用彩色笔在几张白纸上写下这样的文字：“爱自己，赞同自己，健康，宁静，放松，快乐，我的世界一切都好。”并贴到了躺在床上就能看到的最明显的地方。

露易丝·海在《生命的重建》一书提到：“病弱的身体、拮据的经济状况、糟糕的人际关系，都需要关注一件事的发生，即是否爱自己。当我们真正去爱，按照我们原本的样子接受自己，赞同自己时，生活当中一切就恢复正常了。我们已经责怪自己很多年了，试着赞赏自己，就会看到到处都会出现小小的奇迹。爱自己并赞同自己会创建一个安全的空间，信任、价值和承认将在头脑里协同起来。爱自己，就是从‘不再因任何事情而责怪自己’开始。”

按照书中要领，我开始对着镜子，看着镜子里的自己说：“我爱自己。”我们可以对着所爱之人说“我爱你”，可是对自己说却真的有点难，实在说不出口。我每天坚持，对自己做这个练习很多遍，慢慢地，我发现这句话可以很轻松地说出来了，我发现我真的开始爱上自己了。

当我对着镜子开始练习的第一天，我告诉镜子中的自己“我爱自己，我赞同自己，我的世界一切都好”时，觉得有些羞涩。第二天，我开始有点习惯。第三天，当我对着小镜子说“我愿意改变”时，我看到了一个一脸愁容，貌似还有点生气的自己，然后我转化了声音，开始对自己微笑，我变得柔美，我看到了一个真的愿意改变的自己。

我越来越喜欢现在的短发，这让我想起了小时候的我，帅气，阳光。我是女孩，我把儿子的角色还给了父母。我虽然短发，但我依然是一个内心坚强、充满女人味的女人。

每天我都会跟镜子里的自己对话，每天都会跟镜子里的自己亲吻，那一刻，爱便会从心中涌出来。我的确如此值得被爱。通过神奇的魔镜练习，我看到了一个特别好特别值得爱的女孩。她是那么善良，那么可爱，我不能允许任何人任何事情再伤害她。每天我对自己都有新认识。

其实我们要不断在心里、嘴里重复想要的东西，逐渐把旧有的思想观念摒弃，才能彻底改变那些被负面思想围绕的过去的自己，才能越来越好。

先学习爱自己，我已经在一直练习，但我发现还不够，我爱自己还不够狠，不够热烈，缺乏激情。于是我想到了恋爱。我要学习的是爱上自己，并且深爱自己。

爱一个人的感觉，比如热恋的时候感触最深，你愿意跟那个人在一起，只要他高兴，你愿意做任何事情，买最好吃的东西，一起去最想去的地方，一起看电影，哪怕躺在床上各看各的书，偶尔分享一下感受，也是如此美好，你绝对不会为难对方做他不愿意做的事情，因为你舍不得让对方伤心或者不高兴。

再比如，你的第一个最想要的孩子，孩子会笑，会叫爸爸妈妈，对每一个新鲜事物的探索，甚至犯了错误后的眼泪，你都会觉得可爱。如果孩子生病了，你是焦急的，你愿意陪着孩子，帮助他，期盼他早日康复，期望早日看到他的笑脸。

这都是凡人的爱。既然我们都是凡人，那就从凡人体会的爱中学习爱上自己。所以我体会，爱一个人首先就是要愉悦彼此。那我的第一个功课就是让自己愉悦，不为难自己做不想做的事情，只做愉悦自己的事情，简单说就是怎么高兴就怎么做，不要为难自己。

不论科学家还是众多的癌症康复成功者，都告诉我们癌症最怕爱，爱和宽恕是治愈癌症的最有效的方法，那我们后半生何不就做这一件事呢?

“爱上自己，爱上每一寸肌肤，爱上每一个细胞，爱上可以触摸到的身体的任何部分，爱上自己的灵魂，此刻你的生命，开始真正地成长。”是啊，我们每个人就是爱的本身，爱的本体，我们就是“爱”。

我越来越珍惜每一个 21 天。

*

第二个习惯：冥想

冥想和打坐的好处众所周知，可使身心合一，使大脑入于静定状态，把散乱的心安定下来，心境达到清净安详，气脉自然畅通。练习冥想，就是优化大脑，往头脑中播撒美好的种子。

人脑中神经元的数量大约有1000亿个，每人每天大概有70000个想法。大脑是我们意识的首要执行者和塑造者，非常忙碌，其建模功能往往会制造幻象，像放电影一样，不断播放。大脑对消极悲观信息的反应速度通常比对积极乐观信息的反应速度要快。比如几次失败你就会感到无助，即便成功多次，失败的疼痛感觉仍然会记忆犹新。科学家认为这是因为人类在200多万年里为了活下来，经历了太多的恐惧，所以有充足的理由焦虑。

科学研究表明，人在心平气和的时候，体内分泌、微循环处于最佳状态，使人的内部微循环处于更深层次，身体内外达到平衡。练习冥想，就是优化大脑，往头脑中播撒美好的种子，看到纯洁、善良、清朗、睿智，充满爱的本性。冥想打坐，致心一处，使大脑入于静定状态，把散乱的心安定下来，心境达到清净安详，气脉自然畅通。

过去我每天睁眼第一件事就是打开手机，现在我每天早上养成了打坐的习惯，开始只有 15 分钟，但是每天如此。冥想的方法有很多种，比如数呼吸冥想、甜蜜冥想、宇宙冥想、水晶球冥想、五行色彩冥想、微笑冥想等等，坐或站着都可以。

我习惯盘腿而坐，腰背挺直，闭上眼睛，花几分钟做几个深呼吸放松，然后把注意力集中在呼吸上，集中在空气进出鼻腔的感觉，集中在腹部一呼一吸之间的感觉。这中间会有很多很多杂念涌动，头脑里的小电影开始循环播放各种事件，那些平时我们想得起来或想不起来的事情都会冒出来。没关系，此刻我们可以把意识再次集中到呼吸上，温柔地看着自己，没有评判，没有对错，只是静静地陪着自己就好了。或者可以冥想一些积极向上的内容，将美好的词汇植入大脑，优化大脑，播撒美好的种子。最简单的还可以在内心不断重复：“我爱自己，我身体健康，免疫系统强壮，我的世界一切都好。”

每天睡觉前我都会感恩一天中最快乐的三件事，每天起床我都会冥想，都会对自己说：我爱自己，我会越来越健康。早晚感恩，祈福。

《黄帝内经》中说：“恬淡虚无，真气从之，精神内守，病安从来？”

*

第三个习惯：用快乐填满生活

生存的意志、选择快乐并保持内心平静与安宁的状态是保持良好的健康和远离癌症的关键。一旦你下定决心要快乐，生活就会变得美好，一切会变得更容易。一旦你做了快乐的决定，就没有任何理由感到难过。

6 月 22 日，我写下了“用快乐填满生活”几个字，这是我这 21 天里该学习的东西。

找到热爱的事物，做对自己而言至关重要的事情。不要只是说出故事，而要活出自己的故事。我知道，我的未来不只是剧本，我的人生是态度的展现，将开创他人从未想过、从未认为可行的叙事可能。爱自己，是生命的主题。接下来，我要把快乐填满每一天。我只是个普通人，我要过好今生的每一天。享受当下，不枉此生。

有人说：“天堂里的人都在讲笑话，而地狱里的人都在讨论人为什么笑。”还有人说：“人脑只使用了 10%，剩下的 90% 都是用来搞笑的。”

当我真正想要身上的每个细胞都充满喜乐时，才突然发现这么多年，我身上没有什么快乐细胞，就像当初我发现不会爱自己一样，我在这片寂寞的土地上，在真正的独处中，我是个不会找快乐的人。从小严格环境中成长起来的我，其实根本不会娱乐，不会讲笑话，不会像孩子一样玩游戏，不会看视频哈哈大笑。难怪当年酷爱玩游戏的老公说我老了以后会很寂寞，除了爱聊天，其他都不会，不会玩，不会找乐子。

每天都给自己开怀大笑的机会。于是我开始听相声。再后来，我开始在电视、网络上搜索那些过去在我看来耽误时间的各种娱乐搞笑节目。过去我总觉得这些节目没有内涵、低俗、耽误时间，现在这些节目却真能让我咧嘴大笑。

化疗之后的前 7 天是最痛苦的日子，我每天都问自己干什么最开心，然后我的心就把我指引到了离家最近的图书馆。我最喜欢借的书就是时尚杂志，毕竟我在时尚圈混迹多年，这让我想起给杂志拍时尚大片，参加时尚发布会，做时尚杂志 10 多年的日子。

我开始浏览时尚前沿的信息，上网看各季世界时装流行趋势，为我痊愈之后的行头做些准备。心血来潮，我又萌生了护肤、修眉、化妆的热情，上网学习，买来工具，自己照着镜子练习。这样，待姐容光焕发，可以随时艳丽登场。我发现当我把时间分散到一个个有趣的事物中，认真做好当下每件小事时，悲伤感也就无缝植入了。兴趣爱好真的可以成为“黑夜里的止痛剂”。

当然，偶尔我也会有各种情绪，比如某日做梦哭醒了，觉得梦里的自己很悲伤，也会问问梦在告诉我什么，我在恐惧什么，悲伤什么。有时有答案，有时没有答案，我并不在意结果，只是跟梦做个沟通而已。

当朋友来看我，摸着我光光的头的时候，我想起自己所经历和忍受的痛苦，还是会心生委屈，还是会有眼泪；孩子不舒服的时候，我担心的情节又有重现。但每当这些情绪出来的时候，我都会第一时间察觉，允许情绪的产生，让情绪跟自己待一会儿，让情绪释放。但最终，我会让自己想起来，我不应该把时间浪费在沉迷于不良情绪中，我要跟想要的快乐多待一会儿。瞬间，我就觉醒去找“快乐”了。

特别感谢各种喜剧真人秀节目让我每天都有机会哈哈大笑，我的日子在找快乐中度过。开心就是要把心打开，阳光才能照进来。

另外，当我不开心时，我就会对自己说：“我要快乐，我想快乐，我快乐！”当我重复几遍“快乐”之后，我发现嘴角开始上扬，快乐的因子洋溢在我的脸上。

生存的意志、选择快乐并保持内心平静与安宁的状态是保持良好的健康和远离癌症的关键。一旦你下定决心要快乐，生活就会变得美好，一切变得更容易。一旦你做了快乐的决定，就没有任何理由感到难过。

*

第四个习惯：融入大自然

大自然能够颐养心性，自然所蕴含的宇宙能量将帮助我们走向健康。大自然如此美丽，这个世界如此美好，我们怎么忍心把时间浪费在令人难过的事情上呢？我们要好好生活，把时间用在美好的事物上，不枉此生。

湖边美景

我喜欢去湖边，特别是夏天的湖边。

我喜欢坐在湖边长得最茂盛的小树旁边，然后铺上一块毯子，面朝湛蓝的安大略湖，看一艘白色帆船漂荡在湖中，一对父子各划一只小艇，在湖中嬉戏。白色海鸟在天空飞翔，偶尔为一块食物追逐叫嚷，数十只加拿大鹅整齐地站在湖边观景，就在这旷阔而宁静的湖边，在阳光的温暖下，我开始冥想打坐，与大自然融为一体。累了，我就趴在草地上，唱着《音乐之声》的主题曲 *My favorite thing*，看书，或是躺着看天空上的白云变幻，这个世界很祥和，我很快乐，很平静。

不远处，十几只加拿大鹅整齐划一地排队过“马路”，等候过路的鹅们等间距地排着队，时而伸着长长的脖子张望着前方的进程；路中间的鹅们则大摇大摆，旁若无人慢悠悠地走着；已经过了马路的鹅们则开始低头在草地上觅食；压轴的那只鹅最负责任，不时回头看看还有没有掉队的同伴，路中间留下了稀稀拉拉的鹅便便。我心中不禁在想：这些鹅除了还有随地大小便的习惯之外，这排队的素质还真是可圈可点，值得赞许。

站在延伸到安大略湖的栈桥上，靠在宝蓝色的围栏旁，映入眼帘的就是那如同大海一般，一望无际的湛蓝的安大略湖水，以及远处陆地上那片片草坪和树木作为背景点缀的绿色。抬头看着粉蓝色的天空，几丝白云懒洋洋地摇曳其中，几只海鸟鸣叫着欢快地飞过头顶。我坐在镌刻着历史印记的铁椅上（每把椅子上都有捐赠人的姓名及贡献记录），一对情侣相拥着在桥上漫步，陶醉其中；一对老年人骑着颜色艳丽的自行车，有说有笑；一个刚刚学会走路的小男孩，边走边张望着刚刚路过他身边的两岁姑娘，边走边停，边走边回头微笑看着姑娘，直到听见我情不自禁的笑声，他才转过头来看着我，然后羞涩地笑了一下，忙乱地从他的小推车里费力地拿出一盒面包。他妈妈笑着对我说“他在秀宝贝”，我却以为他是要堵住我的嘴，怕我说他“这么小就会嗅姑娘”。

森林美色

第一次躺在森林中间的草地上，和站在地上的小鸟一个角度去看湛蓝的天空，看绿色的森林。草地是绵软的，像是立毛的厚地毯，因为平时来的人少，当我躺下的时候，小草看来还是很享受我硕大的躯体对它的抚摸和按压。一只小鸟就站在我身边，看着远方，不言不语安静地陪着我。嫩嫩的青草散发着淡淡的青涩的味道，环绕着我，偶尔可以看到一两朵黄色的小花，骄傲地在草丛中绽放。听着森林里各色小鸟的叫声，无限惬意。

每个清晨，我都是被窗外的小鸟叫醒的。当然我最喜欢的还是去家门口的森林遛弯，听鸟叫。每天我都坚持去森林散步，做广播体操。每次走进森林，看着笔直的参天大树，我总是感慨它们一心向着阳光走的韧劲，忍不住跟大树、小树、小草、小花打个招呼。这里的植物物种丰富，有各种颜色、各种样式的花朵，小树形态各异，名目繁多。我也曾经用心理学的方法去感受大树，的确有的树是悲伤的，有的树是喜悦的，在这样的环境里，越发让人感到万物皆有灵。

森林中，不时会看到上蹿下跳的棕色、黑色的松鼠，灰色、白色的小兔子，还有一对臭鼬母子蜷缩在一棵枯树里，看着外面的世界。那是它们的家。某日看到一只比手掌还小的小老鼠站在路旁，一动不动地看着森林里的一切，忍不住蹲下来跟它问个好。

不论是小鸟，还是大鸟，总是在森林的各个角落，天空的各个角度鸣叫。它们有时在招呼同伴，有时又像在自言自语，有时又在唱歌，真是好听极了。鸟的色彩斑斓的羽毛也美丽至极，即便是黑色羽毛的小鸟，也会或在肩膀，或在羽翼旁，或是嘴角或是身体某个角落绽放出宝蓝色、艳黄色、橘红色，展示出与众不同的众生相，我不得不感叹万物的独特。

此时此刻，嘴角上扬的我心中浮现出一个词：“颐养心性”。

这是一方颐养心性的土地。与大自然在一起，心情是那么美好。突然发现我竟如此贪恋美景，贪恋凡尘。我怎么忍心把时间浪费在令人难过的事情上呢？大自然如此美丽，这个世界如此美好，我们要好好生活，把时间用在美好的事物上，不枉此生。我越来越喜欢大自然，越来越喜欢和自然在一起，大自然本身就是这个世界的一部分，它爱着我们，我们如果多跟它在一起，便可以感受到更多的美好。

*

第五个习惯：品味美食

对食物的欲望是人类的本能需求，如婴儿般渴望着食物，享受其中的过程，原来是那么美妙。闭上眼睛，慢慢咀嚼，慢慢品味，慢慢享受，感恩每一道菜肴，每一道食物，怀着感恩的心感谢每一种菜品为我们带来能量和健康。

“民以食为天，食以味为先”，这句谚语道出了我们把吃看得与天一样重要。这种独特的把吃看得重于一切的饮食文化，也是出于一种生存需要。马斯洛把人的需要分为5类：生理需要、安全需要、归属与爱的需要、自尊需要与自我实现需要。为了生存，人不得不要先退行到第一层次的需要，让自己活下来。我突然体会到，对食物的欲望是人类的本能需求，如婴儿般渴望着食物，享受其中的过程，原来是那么美妙。

每天我最大的事也是最高兴的事就是吃饭，食物的确具有强大的治愈作用，一顿好饭就能把心情从谷底拉出来，喂饱自己的胃，心不空了，人也亮堂起来。每天睁开眼睛我就开始琢磨今天吃什么。我最爱看美食推荐节目，即便看到一张美食图片都能流下口水，然后慢慢咽下，闭着眼笑着满足一下自己。我很感谢我的肠胃，没有像很多人一样在化疗期间出现问题和呕吐反应，这让我特别珍惜每天吃饭的机会。

过去工作忙碌，生活节奏紧张，着急的时候也许5分钟就囫囵吞枣吃完一顿饭；聚会的时候，饭菜品种丰富，参与吃饭的人多，谈笑风生，即便是“色、香、味、形、器”都很讲究的高档餐厅，又哪有心思去闭眼品味美食？现在不同了，我是家里吃饭最慢的，尽量让自己多咀嚼，感受食物的美味，怀着感恩的心感谢每一种菜品为我带来能量和健康。每次吃饭我都舍不得赶快吃完，经常闭上眼睛，慢慢咀嚼，慢慢品味，慢慢享受，感恩每一道菜肴，每一种食物。食物是温暖的，一切情绪都可以被安抚。

在我逐渐养成慢食习惯之后，听说还有个慢食协会。所谓慢食其实是一种生活态度，在速食文化大举入侵现代人生活的今天，慢食文化在提醒我们：要慢慢地进食，认认真真、全心全意、花时间和各种官能感知去慢慢地享受一顿美食。

法国人在用餐前必向同桌人说：Bon appetit（祝你胃口大开）。中国人说：请慢用。仔细想想，“慢用”两字更有深意，只有美好的东西才值得我们花时间慢慢享用。近几年美食之都巴黎，除了慢食外，又多了一套饮食哲学——fooding，即food+feeling（食物加感情）。希望用餐者以感情、情绪去感受食物，感受每一道菜上桌时的香气，欣赏拼盘的色彩和美感，品尝吃进嘴里每一口味道的组合、搭配和转变。可见，慢食文化已经成为国际流行的一大趋势。

除了慢食以外，我的饮食习惯也有了改变：每天蔬菜、水果干果、主食、肉食的比例为4∶3∶2∶1，蔬菜量在增多，最爱吃超市买来的盒装混合沙拉蔬菜，不需要任何酱料，放些坚果、红莓、蓝莓干，味道鲜美至极，健康至极。化疗后最难受的几天，我就用榨汁机把蔬菜水果榨汁喝。与食物的连接让我感到：这些富有健康能量的食物给予了我生存的力量，新鲜的蔬果帮我代谢掉药物带来的副作用，我的身体感觉越来越舒服。

最好的医生就是身体。没人能取代我们的身体，因为这是宇宙特别赐给我们的医生。我们的身体从一开始就知道该如何进食与呼吸，什么时候需要用什么样的草药、什么样的食材，只是我们早已忽略掉这份宇宙赐予的礼物。现在，我开始享受这份礼物，品味人间美食。

*

第六个习惯：正念

用手术的方法把癌组织清除掉，还要在思想上去除导致癌症的根源，那么癌症就不会复发了。改变思想观念需要给你的大脑植入正念思想，因此试着在每日、每分、每秒进行正念训练。我们需要每天在思想的天空里、心灵的花园里种下积极正向的种子，然后每天培育它，直到它开花结果。

有什么样的信念系统，就有什么样的身体，就有什么样的健康和人生。从第一次与肿瘤对话，我就看到了生病的原因，看到了我的信念系统。既然我的信念系统出现偏差，那我就要把健康的信念系统重新植入身体。

《永远不再害怕癌症》一书里提到：为了生存，我需要用到我的心灵，就像要用好我的身体一样。我一遍又一遍地说：每一天，在各方面，我变得越来越强，越来越好。我不停地重复这些话，直到感觉力量进入我的身体。我为此倾注了很多关注和意图。一开始，当我这样对自己说时，我的心里在反击：那是瞎说。我意识到自己的想法是在否定我正面的肯定，所以我开始回复自己，我知道我今天更坏，但是我在给你一个指令。当我适应了给身体发指示，内在的反对声音开始消失，我的身体开始回应。我会每天多次肯定地，有时大声、热情地说几次。几周后，我的潜意识开始执行指令。我严重受损的免疫系统开始有了反应。

关于正念的练习，我有时也会感到怀疑，这是否有效。但有一天我在花盆里撒下一把黄瓜种子，几天之后，我发现只有 3 粒种子开始发芽生长，虽然我不确认是否能长出黄瓜，但看到嫩嫩的绿色小芽儿从土壤中破土而出的骄傲时，我仍然感到很兴奋。又过了一些日子，又有两粒种子开始发芽生长，几个月后果真长出了黄瓜。

我想，如果我不撒种子，一定就不会有黄瓜长出来。我撒了种子，不一定每一粒种子都会开花结果，它们还需要时间，需要阳光，需要雨露，需要我们经常去浇灌，但最终总会有种子能结出胜利的果实。如果我们什么都不做，就永远不会看到胜利的果实。所以我想，我需要每天在思想的天空里、心灵的花园里种下积极正向的种子，然后每天培育它，直到它开花结果。

露易丝·海在出版《治愈你的身体》之后患了癌症，这时她才更深刻理解了“用手术的方法把癌组织清除掉，然后在思想上去除导致癌症的根源，那么癌症就不会复发了”。基于心理学的知识，我更信任改变的主要方法必须依靠心理学的帮助。露易丝·海的《生命的重建》和杰拉尔德·扬波尔斯基的《爱就是放下恐惧》成为我每天必修的课程。

我按照书中的方法，每天抄写那些积极向上的正能量话语。特别是不开心、不高兴的时候，我就会反复重复那些话，比如当我觉得别人不高兴可能是因为我的错误导致时，我会很内疚，甚至在心里责怪自己，这时我就会对自己说：“我爱自己，我赞同自己。”重复很多遍之后，心里就亮堂起来，我不再责怪自己，我支持自己的同时还会有很好的解决办法出现。

我们每天都要给大脑，给潜意识保持阳光、正向、简单、清晰、简明的影响和暗示，然后尽可能经常重复，使潜意识接受这样的命令，正念才能逐渐形成。

当然，所有新习惯的养成都会有出现反复的过程，就如同露易丝·海所说：“该清洗烹制火鸡的平底锅时，要先把热水倒进锅里，再放点洗洁剂，用硬毛刷清洗锅的表面，却发现一团糟，看上去这只锅比开始清洗之前还要脏。但是，如果你把刷子拿开，用清水把锅冲洗几次，这只锅看上去就和新的一样了。清洗头脑里顽固的思维模式时就如同洗锅，当我们用新思想浸泡头脑时，所有油腻的脏东西都会浮到表面，将你的清洁工作继续下去，很快就会把一种限制性的观念完全清除出去。”

我知道改变的过程是痛苦的，但我愿意改变，“我一点点看到和感到自己的变化，旧的思想将不再左右我，我是自己世界的主宰。我选择自由。我的世界一切都好。”

每天我在心里种下希望的种子，正念的种子。我坚信很多时候不必着急要生活给予自己所有答案，有时候要拿出耐心来等待。即便你向空谷喊话，也要等一会儿，才会听见那绵长的回音。只要努力，生活总会给你答案。

*

第七个习惯：活在当下

“任何时刻，只要一感到恐惧，就提醒自己可以转而感受爱。我选择放下对过去的内疚，放下对未来的恐惧，我愿意选择内心的安宁。”反复做这个练习，不断提醒自己，唯有当下这一刻，才是唯一存在的时间。当你关注当下心境的时候，愉悦感自然升腾出来，心会笑。

露易丝·海说：“生命中经历的所有事件，都是由过去的思想和信念造成的，它们由过去的想法，昨天、上星期、上个月、去年、10年前、几十年前所说的话决定的。然而，那是过去的，它已经过去了，完毕了。重要的是此时此刻你选择什么思想、选择什么信念，说什么话，因为现在的思想和语言将创造未来的你。因为你的力量源泉来自‘当下’，它正形成明天的、下星期的、下个月的、明年的，以及以后的经历。我从此时此刻开始自由。”

“生活本来就是不公平的，但生活依然精彩。”有些东西我们无法跟所谓的命运抗争。那么，我能做什么呢？学习改变。只做自己能做的，不去忧虑未来。也许这才是真正的臣服。

过去的事情已经过去，我们无法再改变它，但可以改变对往事的看法。因为很久以前有人伤害了我们，所以我们现在要惩罚自己，那是多么愚蠢。我现在也没有精力去考虑未来，没有能力去设计明天。我能关注的只有当下。老爸总说：人无远虑，必有近忧。可是我现在倒是再也不想远虑了，还是活在当下最好。过好每一天是我唯一可以做到的。

一位朋友得抑郁症很多年，需要常年吃药。有日我问他，吃药副作用很大的，不能不吃吗？他说："我吃药，所以我每天还能快乐地活着，我不能增加人生的长度，但我要拓展人生的宽度。"

人经常会有很多烦恼冒出来。当我对未来感到痛苦和无助时，心底就会涌出这样一句话："我愿意放下过去的内疚和对未来的恐惧，我愿意真心感受爱，感受当下的幸福，我愿意放下恐惧，选择内心的安宁。"不停说出来或者默念之后，奇迹就真的发生了，我真的可以放下恐惧，得到安宁。当我关注当下心境，跟自己待在一起的时候，会有一种莫名的愉悦感从心中自然升腾出来，那是特别美好的感觉，心是会笑的。

反复做这个练习，不断提醒自己，唯有当下这一刻，才是唯一存在的时间。

人生在世不过百年，去吧，去做所有想做又没有做过的事情吧。那真是美妙的过程。

第二章

付出——每一种孤独都有陪伴

*

我们每个人心中都有一堵墙，这堵墙不可能坚硬到“足以抵抗一切打击”。

——武志红

*

我们不需要在伤口上撒盐，也不需要特别实用的忠告，而需要的恰恰是一点点同理心，哪怕是充满暖意的随声附和都会成为生命的一丝希望。如果你爱他（她），请尽量给予他（她）心灵的支持，陪着他（她），共渡难关。这份爱的理解是一针强心剂，可以帮助受伤的他（她），抚慰那颗受伤的心。这比药物更宝贵。

*

学着放大生病中的“小确幸”

我看到了更多充满人性光环羽翼丰满的天使，带着爱意、关怀和温暖冲我飞奔而来，力所能及地帮助我，陪着我。他们贡献的是他们雪中送炭的帮助、毫无怨言的照顾和陪伴，在这些没有期待回报的付出中，我看到了无条件的爱。这份爱的理解是一针强心剂，抚慰了我受伤的心。心灵的支持与陪伴，比药物更宝贵。

人们总说患难见真情。什么是难呢？比如得了乳腺癌之后的我。有人说生病见人心。生病是一个显微镜，可以照见人性，让你更清楚地看见谁才是朋友。只有生病了，才知道亲人是你坚强的支撑，是信心所在，是生活美好的根源，他们能把你从绝望中拉回来，让阳光重新照到你的心里。

患难见真情。我看到：有的人躲起来甚至关键时刻离我而去；有的人把头埋在沙子里不敢面对我的困难；有的人用劝慰的方式指责我，直接往我的伤口上撒了把盐。谁没有遇到困难的时候呢？谁没有生病的时候呢？又有谁不会死呢？

心理学家钟灼辉说：“当遇到人生困境时，最需要的是我们的包容。包容别人的心不在焉，包容别人的有心无力，包容别人的拒人千里。”我知道，每个人都有自己的心性，都有自己的为人处世之道，都有自己的理念和难处。这个世界没有人是必须按照我的想法来配合演出的，没有人是有责任对我有问必答的，没有人应永远满足我，没有人应该和我的声音一致。人家能按照我的想法做，或者满足我的要求，我感激他们，那是惊喜。每个人有每个人的难处和思维，如果没有满足我，我更愿意放大生命中的那些“小确幸”，让自己快乐生活。

当然我也看到，真正爱我的人无论平时对我多疏忽，一定会在我最需要的时候来到我身边。我看到了更多充满人性光环羽翼丰满的天使，带着爱意、关怀和温暖冲我飞奔而来，力所能及地帮助我，陪着我。

有位朋友说：你是有使命、能吃常人不能吃的苦的人，你是一个具有人格魅力的人，你曾经救赎了太多人，现在他们愿意贡献自己的力量来帮助你。人就是在这样的互助与救赎中螺旋式上升的。

有位话不多的朋友，当得知我需要看病、住院、休养时，他不断跟单位请假，一直陪在我身边，开车带我去所有我需要去的地方。要知道他自工作以来从没有歇过年假，而这一次他把所有的假都请完了。他说：“我能力有限，我能贡献的只有我的时间。”而在我心里，时间是无价的。

有位过去并没有太多交集的朋友，他带我看病，给我送饭，喂我吃饭，凌晨三点还在等医生给我出报告。在我回国看病的一个多月里，他

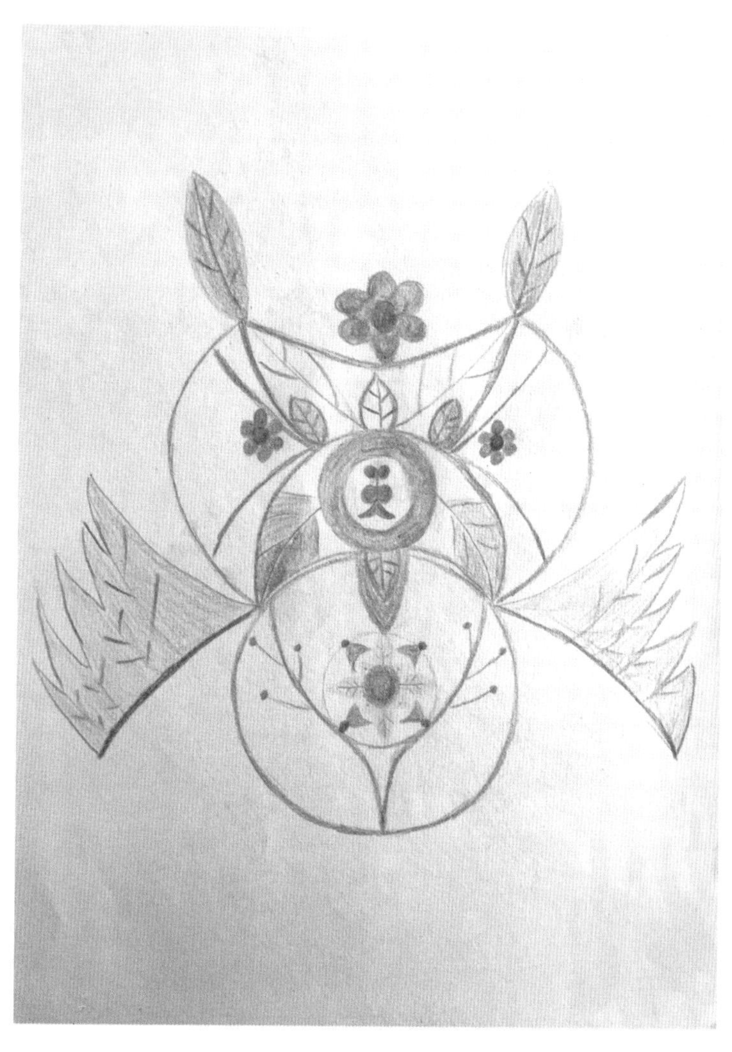

初心是想画曼陀罗，潜意识却带着我画了只猫头鹰。

而猫头鹰代表了：即便在黑夜中也能看到光明。

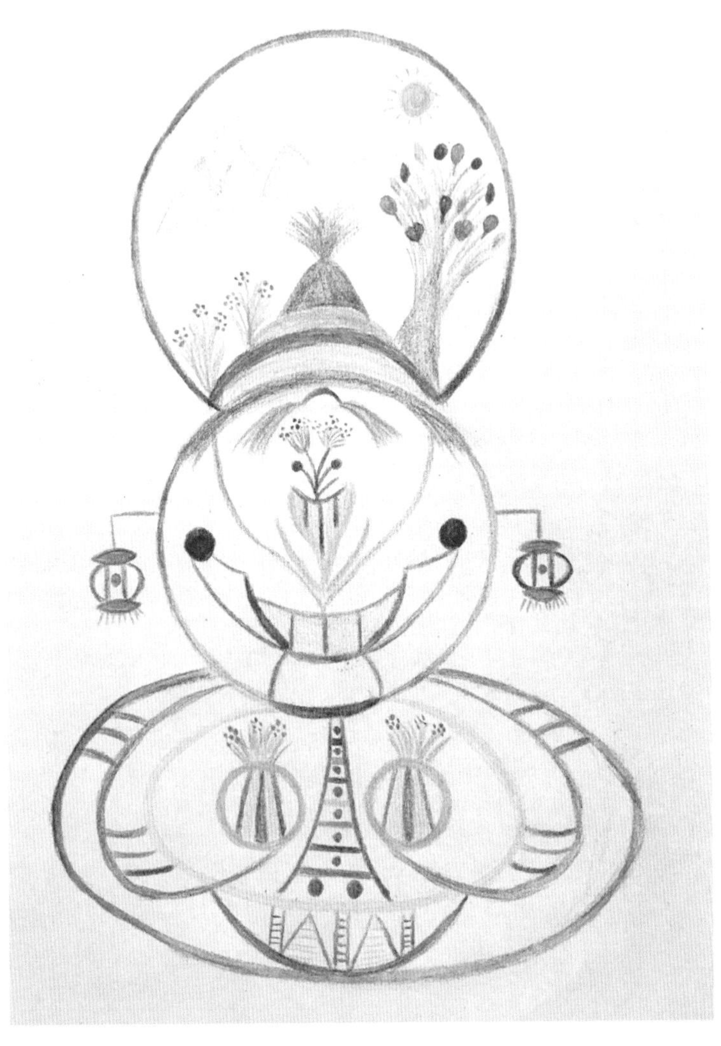

微笑的初衷是给自己的，即便对方没有回应，

我们仍然可以自己回应自己。画中上扬的嘴角让我感受到一种欢喜心。

甚至推掉了所有的生意陪着我，直到我回到加拿大他才开工。

有两位朋友分别从中国、美国飞到加拿大来看我，出钱、出力照顾我，陪伴我。

有两位朋友分别从外地赶到北京看我，鼓励我。

有位朋友，她带我吃北京最好、最贵的餐厅，天天邀请我去她家，说要照顾我。我爸过意不去，可她说："她上大学时给我焐手焐了4年，现在我该照顾她了。"其实我根本不记得那个过往的细节。

还有件最让我感动的事。有位朋友知道生活来源成了我心头最沉重的一块石头，于是她专程从北京飞到加拿大笑着对我说："你别着急，好好养病，钱挣多少算够啊？你的生活费就包在我身上吧。我来养你，每月我给你生活费，养好身体，咱什么都有。"这份雪中送炭的帮助比锦上添花的礼物更感动人心，这是我一辈子不能忘记的恩情。

我知道，他们是我一生的朋友。

我知道，自我生病开始，学生、朋友们看望我，照顾我，忙前忙后；父母、孩子他爸在得知我生病之后，二话不说就飞到加拿大陪我，照顾我和孩子；我和志愿者素不相识，但是他们毫无怨言地接送我。他们贡献的是他们雪中送炭的帮助、无微不至的照顾和陪伴，在这些没有期待回报的付出中，我看到了无条件的爱。我要把这些爱融化在血液里，融化进每一个细胞里，丰盈那些过去受伤的、不快乐的细胞，用爱的羽翼去包容它们。

我哥说：所有的朋友都只能是一段时间帮助你，不可能永远陪着你。但是即便就是这一段时间，都足以抚慰我受伤的身体和心灵。作为病人，我们不需要别人在伤口上撒盐，也不需要特别实用的忠告，而恰恰是一点点同理心，哪怕是充满暖意的随声附和都会成为生命的一丝希望。这份爱的理解是一针强心剂，抚慰了我受伤的心。心灵的支持与陪伴，比药物更宝贵。

*

带着敬畏之心，用生命陪伴生命

如果我们都能带着一种敬畏之心，用生命陪伴生命，我们就会看到生命的灿烂和珍贵，当爱流动起来，一切疾病和烦恼将会灰飞烟灭。

某日我去做骨扫描，在一个 20 平方米的狭小空间里拥挤着几十位病人及家属在等待做同位素注射，其中一个瘦如麻秆的 10 岁左右小姑娘一直在大声哭闹，引起了所有人的关注。姑娘的妈妈看起来非常生气，非常焦虑，她不停地对女孩喊叫："你这是要气死我啊！不要再哭了，哭也没用，哭也得打针，打针才能做骨扫描。"虽是冬天，但是母女俩一个哭一个嚷，全都满头是汗。周围很多人劝来劝去，都无济于事。

与我同行的阿梦是位心理咨询师，见此情景，他主动走到女孩身边，温柔地说："孩子，你是不是觉得打针特别疼啊？有点害怕是不是？不要怕，你看我们这么多人都陪着你呢。再说，你看这位打针的医生技术很高的，所有人都没有因为打针哭，说明没有那么疼的。来，叔叔陪着你打好不好？”

而女孩妈妈仍然大声叫嚷着：“这孩子就是不听话，气死人啦，就知道哭，哭有什么用？”“这位妈妈你先别说话，先休息会儿，我们都知道你很着急，我朋友是心理医生，让他来陪你女儿吧。”我说。当我说完这些话，房间里一下子安静下来。阿梦依然笑呵呵地、温柔地跟小姑娘聊天，并把女孩带到了注射窗口前。

“孩子，我觉得你特别勇敢，打针真的不疼，要不你试试？要不叔叔陪你一起打？”随着阿梦感同身受和鼓励的温柔话语，小姑娘的哭声变小了。

阿梦继续安慰小姑娘，跟她说笑，突然，他大声说了一句：“孩子，打完了，你这胳膊怎么还不扯回来，还想再来一针？”语毕，大家才意识到注射工作已经在不知不觉中结束了。

小姑娘冒着鼻涕泡笑了，大家也都笑了起来，狭小的空间里突然齐刷刷地响起了雷鸣般的掌声。那是对小姑娘的鼓励，是对阿梦的赞许！听到掌声，我和阿梦对视了一下，不约而同会心一笑，这笑容背后是我们发自内心地感受到心理支持和心理援助对病人的珍贵和重要。我们深深地感受到了这次实践带来的幸福感。

小女孩的哭闹中有她的恐惧，妈妈的叫嚷也是她的恐惧，她们恐惧的不只是注射这一件小事，更多的还有骨扫描这个可怕检查背后的可怕结果。是啊，面对生死问题哪个生命不害怕呢？在恐惧面前，生命最需要的是什么？其实就是简单的两个字：陪伴。

感同身受，用心陪伴。

每次我提到心理学，大家多少都会有种神乎其神的感觉，而这个故事告诉我们：其实心理学并没有那么高深，如果我们都能带着一种敬畏之心，用生命陪伴生命，我们就会看到生命的灿烂和珍贵，当爱流动起来，一切疾病和烦恼将灰飞烟灭。

*

父母的爱

父母都是尽他们所能地用力爱着自己的孩子，不管这个力量对孩子来说是大是小，是好是坏。我们看到父母倾其所有地爱孩子的本能，一切其实就已经释然了。有爸妈在，我们就是天下最幸福的孩子。

即便药物副作用已经降低到最小，但那红色的药水仍然让我走几步路都变得非常费力，每走几步路，就要像小狗一样伸出舌头拼命地喘口气。因此化疗期间，每次出门，不论遛弯还是看病都是妈妈陪着我，照顾我，妈妈成了我最大的贴身“保姆”。特别是化疗的最初一周，饥饿难忍，我每天夜里都会起来抓几块饼干吃，早上很早就把房门打开，等待妈妈起床，好给我做碗香浓美味的西红柿鸡蛋面。每天想吃什么就说，爸妈任何时候都毫无怨言地放下手里的事情跑去给我做，哪怕我就吃一口，然后都剩给爸妈，但就为那一口，爸妈也会心甘情愿给我做。我身体不舒服，叫爸爸给我揉背，饿了，就叫妈妈给我做饭，喜欢什么，爸妈都花钱给我买。我知道，我退行成了孩子，而他们再次用行动表达了他们对我的爱。

有天老爸说："闺女，你别怨你爸对你管教严格，其实是你选择了我做你的爸爸，你也要对你的选择负责。"我笑了。是的，我们每一个人，注定要在某一个地点、某一个时间，出生在这个地球，做一对夫妇的儿女。我们的父母是好是坏，家庭环境贫穷还是富有，我们无法让已成定局的这一切改变，恰如自己理想的样子。我们长大以后，不可以埋怨父母，甚至把所有责任都推到他们身上。事实上，是我们自己选择了现在的父母，心甘情愿要做他们的子女。

父母是人性光环中最闪亮的明星，他们是冲在第一线的战士，是随叫随到的天使。75 岁的父母义无反顾地飞到大洋彼岸，陪我，照顾我。看着上楼越来越困难的爸爸，看着日渐苍老的老妈，我心里不是滋味，他们真的老了。爸妈说："这个年龄的我们的确该享受天伦之乐了，但是你生病了，我们再难再累也要尽些我们的责任和力量。我们多活一天，就多拿一天退休金，爸妈可以养活你。希望你健康活下来，今后还指望你给我们养老送终呢。"是的，我要健康幸福地活下来，父母也能健康生活，这样我们就一直有机会一起享受天伦之乐。

其实，所有的父母都比我们想象中的坚强，所有的父母都在尽他们所能用力爱着自己的孩子。不管这份力量对孩子来说是大是小，是好是坏，我们看到父母倾其所有地爱孩子的本能，一切其实就已经释然了。有爸妈在，我们就是天下最幸福的孩子。

*

儿子的改变

父母生病对孩子会产生极大的心理压力，他同样需要陪伴和心理疏导。他可能不会表达，但他会用他的方式排解所有担心和忧虑。每一个孩子都有自己的人生功课，父母能做的就是带着欣赏的、爱的目光陪着他。我们要相信：他可以活出他自己，成为他自己的骄傲，成为我们的骄傲。

当我回到加拿大治疗之后，儿子在家整天玩游戏，还经常发脾气，对我们所有人大喊大叫。他小学毕业时拿回来一张画，是他的自画像，他说他觉得非常棒，非常满意。但是我看了之后，心情并不太好。画得的确很像，但是颜色太压抑，那里面隐藏了愤怒。我第一时间发给心理学专家看，心理学专家说这是一个 30 岁的男人而不是十几岁的少年，并让我了解一下孩子在想什么。这句话突然点醒了我。

某日教育局的老师给我打电话问我病情，我很奇怪他们怎么知道我生病的。后来才明白，原来儿子把我生病的事情告诉了他的英语老师，英语老师第一时间就联系了专门负责留学生的教育局老师询问我的近况。至此，我突然意识到：孩子的状态跟我是有关系的。我生病的事对孩子产生了极大的心理压力。

当大人茫然失措的时候，孩子何尝不是更加无助呢？他不知道未来是什么样子，不知道妈妈的生死如何，只是他不会表达，他在用他的方式排解所有担心和忧虑。开始我认为这是青春期的逆反心理，心想，青春期的男孩子管不了了，不听话就交给他爸爸管吧，爱咋样咋样，每个人都有自己的路，谁也替不了谁。但是此刻我突然看到了自己的责任，我的功课。亲子关系是我要修炼的功课。此时此刻的孩子更需要陪伴和心理疏导。

当时我换了个角度看儿子。我用欣赏的目光看着长高的儿子玩游戏时那么快乐，我为他能找到快乐而替他高兴，同时相信他可以自律地去控制游戏时间。当他回家后心情不好发脾气时，我试着去聆听，去共情，去理解。老爸起了很大的作用，每天带儿子去散步，教他一起种草，讲一些男人之间的道理。渐渐的，儿子有了很大转变，游戏时间自己控制，每天开始学习，帮家里做家务，每周收拾垃圾，清理草坪。每当我看到他的进步，就会对他进行表扬，儿子逐渐改变。

特别是爸妈回国之后，儿子表现超级好，帮我洗菜做饭，每天都会炒一个菜，而且让他干活，随叫随到，态度特别好，俨然一个暖男。我们两个人说话也都是商量口吻，即便他玩游戏时发出不够友好的声音，过后他也会找我解释一下。我始终相信，儿子什么道理都懂，不用给他上任何人生道理课，只要相信他，他就可以积极向上地生活。

是的，每一个孩子都有自己的人生功课，父母能做的就是带着欣赏的、爱的目光陪着他。爱他，不是保护他、命令他，而是理解他、相信他，让他做自己喜欢的决定而不是我们希望他做的事。

在我治疗的整个过程中，其实儿子是始终在我身边的人。当我没有了头发、没有了眉毛、没有了睫毛，连自己照镜子都会被吓到，连自己都会嫌弃自己的时候，儿子虽然看见我也会感到害怕，却一直陪着我，看着我。对于孩子来说，这是多么不容易啊！然后他又看着我的头发、眉毛、睫毛开始生长，一点点看着我，陪着我。

儿子小时候经常生病，我几乎每周都要带他去医院，每每焦灼的时候我都告诉自己：儿子之所以让我成为他的妈妈，是他相信我可以爱他并帮助他渡过人生的一道道难关。而当我来到加拿大之后，儿子一直在陪伴我，我也始终相信他可以活出他自己，成为他自己的骄傲。我衷心感谢儿子给我的爱，给我的支持，给我的陪伴。有你，我很幸福。

*

友人“中枪”

当初意气风发的壮年，积极向上，定期聊人生聊理想的友人，突然变成了同病相怜的病友，开始讨论癌症、化疗、如何活下来。人生无常，就像突然断电了，突然下雨了，无法控制。人只有先过自己这一关才能往下走，在艰难的人生旅程里，真正意义上讲，其实谁也帮不了谁，只有自己帮自己，自己救自己。

我和帅帅是发小儿，认识30多年了。他从小就喜欢看如何成功之类的书，20多岁就颇有成就，30岁当上老总，成为人人羡慕的佼佼者。他向来舍得花钱，每次他都会请我去北京最贵、环境最好的高档餐厅，一起聊人生，聊理想，谈宗教，说感想。在我住院期间，他还专门从外地赶到医院来看我。回到加拿大之后，又经常通过微信鼓励我，劝慰我。

7月初，一条刺眼的越洋微信映入眼帘：“我也‘中枪’了。”

什么？什么意思？几个意思？不会吧？我脑子里飞快地闪过一串问

题，迫不及待想知道到底发生了什么。

是的，帅帅腹部长了一个直径6厘米左右的肿物，淋巴瘤。这让我震惊，也让我再次感到生命的无常。

在医生拿不出解决方案之前，他因为吃饭困难，身体变得极为虚弱。

“你不能这样，还没战斗就被打败了！能吃多少算多少，把蔬菜水果榨汁也要吃！”反过来，我开始安慰他，“先抓主要矛盾，先吃先喝把身体抗住才能战斗！”我开导和鼓励他。

他变得突然非常乖顺，脆弱得像个孩子。他给我发的微信是：谢谢，我会努力的。这是一句多么没有力量的话。我看到了他的无助！人，没有经历就没有发言权，只有经历过才能知道苦难与幸福的含义。人只有先过自己这一关才能往下走，在艰难的旅程里，真正意义上讲，其实谁也帮不了谁，只有自己帮自己，自己救自己。

他开始问我：“你说咱都这么努力，为人正直善良，怎么这么倒霉会得癌症呢？很多人做尽坏事，所有人都恨他们，可是还过得挺好。为何好人不长命，坏人活千年？”

我想他的问题说出了所有癌症患者心里的声音，在这一刻都会质问老天的不公平。“人生而不平等。”电影《少年派的奇幻漂流》中有一句话：人生和自我都不是用来战胜的，而是用来相处的，有些东西虽然并不合理，但你必须相信。

这次生病是以前结出的果，这段因缘已经结束了，现在所为是今后果的因，所以现在要好好照顾自己，认真享受人生，才能结出好果。生病后只要比过去活得更清明，更珍爱自己，珍爱生命，就没有白受苦。至于方法，每个人的确不同，男人和女人的差异也比较大，需要自己去实践，找到适合自己的方法。但是基本结果和思路是一致的，就是要爱自己，爱生命。

当我经历了这个阶段之后，才可以平静地告诉他：“比那些一下子就失去生命的人来说，我们是幸运的，我们要看到身边的资源，身边的爱，我们还有机会生活，这就是幸福。在我们生命的40多年里，我们俩认识30多年，我们一直谈人生，谈理想，一直追求成功，现如今你我都成功了，然后得到了意想之外的礼物，收获了一份很难看的礼物——癌症。后40年，我们就一直聊生命，谈健康吧。”听我说完，他也长出了一口气：“对，我们还要再活40年。”

自此，当初意气风发的壮年，积极向上，定期聊人生聊理想的友人，突然变成了同病相怜的病友，开始讨论癌症、化疗、如何活下来。人生无常，就像突然断电了，突然下雨了，无法控制。这是年轻时的我们、顺风顺水时的我们从未提及的话题。我们都一直单纯地想着如何实现理想，都一直单纯地认为人老了才会有病，没想到才40出头，就要开始认真考虑如何能活下来，如何能多活几年，如何珍惜当下。人生残酷。

罗曼·罗兰说：“世上只有一种英雄主义，就是在认清生活真相之后，依然热爱生活。”

得知有一种美国化疗药物可以为他治疗时，我非常高兴，鼓励他一定要坚持。作为朋友，作为病友，我相信医疗技术就是一种希望，我希望他能坚持治疗，因为我希望，我也相信我们至少还要再聊40年。

在我手术一年之后，也是帅帅刚刚做完所有治疗后的今天，很高兴收到他发来的微信：“从今起，用松、静、顺、随。共勉。”我看到了走出困境，重新开始新生的战友。

*

完善的康复中心

全面、完善、细致且针对癌症病人的全套康复计划，以及家庭的整体援建将会对癌症的康复起到意想不到的效果。

癌症康复中心“春天里”是一家著名的慈善机构，专门为癌症患者提供康复训练和心理支持。在大多伦多地区有4个办公地点，离我家很近的这家是被工作人员称为“最美，最温馨的家”，第一次来到这里，我就被深深吸引了。

这是一栋安静的白色独立小楼，一共3层，坐北朝南，门前没有门牌号，没有任何标识，私密而静谧。小楼的南侧有一面湖水，说来奇怪，这片宽阔的水域并没有跟安大略湖接壤，仿佛是老天特意在此安排了这片水景。这块水域已成为加拿大鹅、野鸭、水鸟常年嬉戏的地方，经常会有几十只加拿大鹅大摇大摆穿过马路，来到这里休憩。

推开古铜色的大门，志愿者热情接待并带我一层层参观。接待室不大，但布置得非常温馨，色调搭配极好。最美的是窗外的景色，那一潭池水瞬间映入眼帘，几只加拿大鹅悠闲地在湖边散步，远处河水中，还有几十只鹅排队在水里闲庭散步。心顿时安静下来，温暖而惬意。这里所有房间都面向湖水，这也是康复中心最让人感到舒适且吸引人的地方。

一层的开放式厨房让人仿佛回到了家，来这里的所有病人及陪同的家属、朋友，都可以免费品尝桌上的茶点、咖啡、茶水，可以聊天、休息，还可以自己动手做饭。隔壁那间最大的会客厅，平时是气功课和冥想课程的天地。二楼有一间铺着舒适地毯的图书室，分为幼儿区域和成人区域，可以躺着、坐着、靠着，以任意舒服的姿势看书，看窗外景色。挨着图书室的房间分别是音乐、鼓乐和艺术疗愈室。地下一层与大自然接壤，直通户外草坪和那池湖水。一对一体能康复训练、瑜伽课都在这里。如果患者带着孩子来上课，地下一层有专门的儿童康复中心开放给孩子们，还有专门的志愿者负责看护。

这里的疗愈课程细致且名目繁多，为了便于记忆，我把它们分为两类。一类是不用报名，只需记住课程时间表，提前 10 分钟到场就可以参加的课程，如气功课、冥想课、瑜伽课。因为涉及癌症病人的体能问题，所以瑜伽课还分为癌症治疗期间和治疗之后课程。另一类是需要注册报名的，如为期 20 周的一对一私教体能恢复训练，大约每两个月一期的音乐、艺术、鼓乐、写作、疗愈之旅、烹饪疗愈课等。由于人数所限，需要提前报名，排队通知，方可上课。除此之外，还有癌症家庭的团体帮助治疗、儿童患者的活动和父母支持，以及重返工作岗位之前的特殊帮助等。

最令人意想不到的是：康复中心里所有课程全部免费！待我填写好

资料，并由家庭医生签字同意之后，我就在这里开始了我的疗愈之旅。内心的感动溢于言表，多好的康复中心，多好的服务！

这是在癌症康复方面健全而完善的社会体系，麻雀虽小，样样俱全，全部免费，需要多么庞大而完善的慈善体系支持才能做到。我也相信，如果我能参加到各种康复训练中，将会收到意想不到的效果。

*

艺术疗愈——一个没有评价的美丽世界

艺术表达为每个人的身体、心理、情感和精神福祉的疗愈提供了一块净土。这里的作品没有好坏，没有对错，没有评价，随着潜意识流淌，在艺术的疗愈中每个人都看到了自己，也都变成了艺术家。

此前，我经常在家里画曼陀罗来纾解情绪，也教授别人如何通过绘画来缓解情绪。我知道，在没有精神医生指导的情况下，艺术治疗可以是一种自我疗愈的方法，借助图案、颜色等将埋藏心底的情绪与感受抒发出来，透过创作及作品呈现，释放和重新认识自我，这在精神康复的层面上可以起到积极的辅助作用。但是当我真正走进艺术疗愈的课堂，才发现艺术疗愈的神奇和伟大。

我第一次走进艺术疗愈教室就有种情绪从心底延展出来。艾妮老师是加拿大颇有名气的艺术精神治疗师，她说话总是轻声细语却又渗透出一种力量，在我的耳边娓娓道来。她指着墙上爱因斯坦的一段名言，开启了绘画疗愈课：The intuitive mind is a sacred gift and the rational mind is a faithful servant. We have created a society that honours the servant and has forgotten the gift.（直觉是神圣的礼物，理性是忠诚的仆人。我们创造了一个崇尚仆人却忘记礼物的社会。）我知道，我们已经习惯用头脑去想事，忘了自己的心已经很久。这神奇的艺术课将打通思维和身体的一致性，开启我用身心去感受的疗愈之旅。

老师让我们用 10 分钟的时间去画一棵树，来表达自己，不要通过大脑思考，就是跟着自己内心的感受画出来。然后看看自己最想做树的哪一部分，把自己想说的话写下来。当我画完我的树并挂在墙上给同学讲解我的画时，老师笑着轻轻说了一句："你画的树非常漂亮，非常健壮，你是个非常阳光的人，如果你能把树根延伸出来，与大地及土壤相连，找到你在这里的资源，你会更有力量。"

老师话音刚落，我的眼泪就出来了。我的思绪一下子被拉回我来到加拿大的这两年时间里。在这个陌生的国度里，只有我和儿子为伴，比起在国内丰厚的人脉资源来说，在这个全新的世界里我一无所有，"重新打拼"成为我的生活写照。

作为北京大妞，天然的优越感一直蕴含在我的血脉里。我们会评论外地人来北京的种种优缺点，看到生活艰难的"北漂"故事也会潸然落泪，但是直到现在，直到此刻，我才更加领略和感受到那种没有根基、没有资源的感觉。比"北漂"还要悲惨的是，我们从语言、文化背景、饮食习惯到生活方式的全然一新，就像海洋中的一个漂流瓶，不知道将去向何方。想到这里，一种孤独感油然而生。

老师的这些话，让我想起，这两年中，我平时最喜欢画大树，但是我的所有树从不画根。现实生活中，虽然我一直努力生活，但其实我一直看不到方向，找不到资源。于是我拿起笔在画的底部加了大地，加了土壤，还给大树加了根。瞬间，我仿佛看到了我在加拿大接下来生活中的资源。

我曾经一直悲悯我的努力，我帮助别人，可是却得了癌症，我碎碎念那些旧伤，在我心里还是不能过这道坎。这位教了 12 年绘画疗愈的老师说："你要知道，身心疗愈过程是漫长的。"是啊，她说得对，我太急躁了，我需要相信这个过程，这是一个神奇的疗愈过程。而现在，我知道，在这条疗愈之路上，我必须始终坚定，只有坚持我才有希望，如果放弃就什么都没有了。那堂课是一次疗愈，我喜欢这个课程。

说来奇怪，不论放化疗、疗愈康复，每次我遇到有关治疗的事情，我下意识第一个想到的都是全面了解这些细节，学习方法，未来如何在国内传播，如何帮助其他人。这种下意识也许就是冥冥之中我的使命，交流，传播，助人，助己。天将降大任于斯人也，必先苦其心志，劳其筋骨。当我把我的想法告诉老师时，她笑着说："帮助别人是对的，但你别忘了自己啊，先帮助自己最重要。"是呢，她总是提醒我任何时候都别丢了自己。

艾妮说："Age does not change our need to express emotions. Art making has a place in the healing process for everyone's physical，mental，emotional and spiritual well-being."（年龄改变不了我们表达情感的需要。艺术表达为每个人的身体、心理、情感和精神福祉的疗愈提供了一块净土。）

每堂课，老师都会运用各种不同的艺术手法来授课，比如剪纸绘画、水彩画、油画、水粉画、蜡笔粉笔画、雕塑、陶艺等几十种五花八门的方法，但不论什么方法，作品都是从心里发出来的，而不是从头脑中产生的。这里的作品没有好坏，没有对错，没有评价，随着潜意识流淌，在艺术的疗愈中每个人都变成了艺术家。

*

体验康复训练

一般来说，化疗期间及结束初期，身体会非常虚弱，散步就是最好的运动。如果实在不想出门，做做广播体操或者在床上练习呼吸、抻抻腿、压压筋都是不错的选择。运动可以使免疫系统越来越强壮，身体越来越健康。当头发、睫毛开始生长的时候，心也开始重新长，长得开放，没有边界，无忧无虑。

参加康复中心的一对一康复训练之前，教练专门把我带到一个房间里，做了各种身体检查，详细询问我得病的前后情况，以及用药情况。大约一小时之后，教练定出了一套针对我的训练计划，初期每次 6 项运动，每次一小时，一周两次。11 周之后根据我的身体状况再做调整，整套康复训练持续 20 周。

第一次上课，在一个小时时间里，我做了 6 项运动，每一项都让我累得精疲力竭。比如说在蹦床上左右脚踏步走，教练让我做 3 分钟，但是 30 秒我就累得抬不起腿了。比如手臂自行车训练，就是双手摇轮正转 2 分钟，反转 1 分钟，咬着牙转了 1 分钟就想放弃了。每项运动结束之后，都会做心跳和卡路里的检测。

周一和周三早上，我坚持去康复中心，进行一小时的锻炼。周一回来下午睡了 2 个多小时都还睡不醒，周三回来肌肉酸疼。我看见一个年长的爷爷，据说化疗第三次了，可是他锻炼比我带劲多了。每次做完一项运动，我都会喘气，赶快坐下休息，或者问教练，我感觉血向上冲头是否有问题。教练总是笑我，并且安慰我：没关系，注意呼吸，休息一会儿就好了，然后再继续。健身中心有一名志愿者，教练会嘱咐志愿者专门看着我，鼓励我，让我非常感动。

要知道，自手术之后，我基本以坐卧为主，每天从自家 1 楼到 2 楼都要躺在床上休息一会儿。这样的运动量对于我来说的确是太大了。教练说，化疗期间身体机能下降，体能训练是为了保持肌肉力量，使机能逐渐恢复，并保持。如果不锻炼，身体机能会越来越差。艰难的一个小时训练，让我觉得自己精神状态不错。我认为，其实老外的这些康复方法最主要的目的是帮助我们提高生活质量和生活的信心。

体能训练因人而异，很多老外都是在化疗期间就开始了。虽然我是在化疗基本结束的时候开始的，但对我来说，体能训练强度还是比较大。运动是必要的，但不能太累，选择适合自己的运动方法最重要。一般来说，化疗期间及结束初期，身体非常虚弱，散步就是最好的运动。早晨我喜欢去森林遛弯，感觉一天比一天好，走的路也一天比一天多了，从每天走几步路到走几十步，从走 40 分钟到走一小时，每天进步一点点。如果实在不想出门，做做广播体操，或者在床上练习呼吸、抻抻腿、压压筋都是不错的选择。

当看到头发、睫毛开始生长的时候，我的心也开始重新生长，长得开放，没有边界，无忧无虑。我知道，我的免疫系统越来越强壮，我的身体越来越健康。

*

化疗结束，活着就是最大的幸福

当彻底告别化疗，那个对于活着的人来说最痛苦的治疗方式，感觉自己彻底解放了，放松了，心打开了，亮堂了！再去看悲伤、痛苦、不悦、人与人之间的冲突时，都会觉得那也是人生的一道风景。

经历了6期化疗，身体已经疲惫不堪，几十米的道路都会觉得特别漫长，腿发酸得要命，晚上连翻身时都觉得腿部肌肉疼。于是我让自己放松下来，然后与疼痛对话。它告诉我：它是在跟药物作用斗争。好吧，感谢我的身体。当我对着镜子看自己的眼睛时，眼神里会透出忧郁，我看着镜子中的自己，告诉自己：我知道自己特别不容易，所以我要更加深爱自己，善待自己，健康、快乐地生活。

2016年8月19日是我最后一次化疗。那天，爸爸妈妈都来陪我。当最后一滴红色药水流进我的身体，当护士拔掉了扎在我手臂上的输液管，我知道，化疗的痛苦终于成为过去。

护士大声笑着对我说："祝贺你亲爱的，一切都结束了！"与此同时，周围的邻座的还在输液互不相识的病友不约而同对我说了句："Congratulations！（恭喜你）"并举起他们的双手报以祝福的掌声。在大家的祝福声中，我走向安置在墙壁上的幸运铃铛，激动地、拼命地摇响那个漂亮的铜铃。清脆的铃声是那么的动听，响彻云霄，那是对过去的告别，也是对未来的祝福。

我兴奋地举起双手，去拥抱在场给予我祝福和掌声的护士。这时，有两位我根本没见过的护士特意走过来跟我说："亲爱的，我想抱抱你可以吗？""可以啊，太可以了，我太需要拥抱了！"素不相识索要拥抱的护士，令我温暖、感动。拥抱是那么温暖，那么亲切。妈妈给我录像，爸爸帮我照相，那一刻我就像个明星一样闪亮。再次回头看了一眼治疗中心，我告诉自己，永别了，永远不再来这里。

走出医院大门，感觉心一下子被打开了，彻底亮了，没有任何负担了。几个月来，我一再调整自己的状态，觉得还不错，但其实每次治疗前都会有莫名的烦躁感。而那天完全不同了，我知道自己已经彻底告别化疗，那个对于活着的人来说最痛苦的治疗方式，感觉自己彻底解放了，放松了，可以没有任何负担地开始新生活了。心情，心情，还是心情，心开了，一切就都好了，希望我能一直保有这种心被打开的感觉，勇敢、高兴地去拥抱新生活。

回到家里，躺在床上，最大的感受就是开心、快乐。一想到"快乐"这个词，就突然想起了我的学生们，眼泪流下来，跟他们在一起真的是我最快乐的时候，他们永远爱护我，支持我，陪着我，那是无条件的爱。于是我写下了这段话：

每年的教师节都是你们给我惊喜、祝福和快乐。今天我要在这里表达对这么多年你们给予我无条件的爱的感谢。

记得两年前，心理治疗师让我感受“快乐的感觉”，我突然想到了你们，眼泪一下子就流出来了，我知道那是内心深处没有任何借口和隐藏的最真实的快乐。我生病的事情，我只告诉了你们和我的家人，而你们更是给了我意想不到的爱与支持，让我可以坚强地与疾病做斗争。这个班级群，是我现在唯一和外界保持联系的界面，不论你们是否发声，在我心里我知道你们一直都在陪着我。

我是同学里第一个体验过生死的人。经历之后我真心想告诉你们我现在的感受：活着就是最大的幸福！当我再去看悲伤、痛苦、不悦、人与人之间的冲突时，都会觉得那是人生的一道风景。人作为世间的高级生物，最大的幸福就是可以看到这一切，有思想，能体会。

感受当下，感激生命中所有遇见的人和事，将会看到人生的太多美好，不论你们现在是单身，还是上有老下有小，不论你们是自己当老板，还是在政府、企业工作，不论你们是在中国还是在国外，你们都有机会去选择自己心里的梦想，人生没有束缚，所有的束缚都来自你们的心。打开你们的心才能开心。

祝所有人都学会爱自己，爱身边的人，爱这个世界，幸福地生活下去。

我爱自己，我爱你们。谢谢你们！

*

向癌症中心捐款，付出比得到更快乐

感谢在我治疗期间，癌症中心及那么多志愿者给予我的帮助。他们用金子般的心照亮了我，温暖了我。治疗结束，我向癌症中心捐款表示感谢。当收到回信之后，我的心因为这封感谢信变得温暖而柔软。我为自己的捐助行为而自豪！为这份小小的贡献对别人真的有所帮助而感到幸福！这份幸福就来自帮助他人之后的骄傲和快乐！

经历了 21 次放疗，2016 年 10 月 18 日，是放疗的最后一天。放疗做完，我走向标志放疗结束的小喇叭，这也标志着关于癌症的辅助治疗全部结束。我用力摁响那个皮质小喇叭，同时闭上眼睛去享受那汽笛般的声音穿过我的耳膜，响彻我的心扉，照亮我的天空。当我睁开眼睛时，我看到孩子他爸正在笑着给我摄像，病友和医护人员不约而同地笑着看着我，有的给我鼓掌，有的向我做出胜利的手势，那一瞬间我的眼泪差点流淌出来。是的，一切都结束了，我剪断了红色和白色两根手腕环，这代表了与癌症诀别。我看到了心中的那道彩虹，雨过天晴了。

全部治疗结束之后，我第一个想到的就是应该向癌症中心捐款，表示对他们的感谢。此前在中国，由于工作关系，我于20世纪90年代就开始参加各种捐款，希望小学、救助儿童、大灾大难，每一次我都做出自己的贡献。但是说实话，每次捐助对象具体是谁，钱怎么花的我就不知道了，这次捐款着实有点与众不同。

我先去银行开了一张支票，但没有汇出，而是执意要回家写封信起邮寄出去。

亲爱的癌症中心员工：

作为一个新移民，当我刚刚充满希望开始加拿大的新生活时，癌症先敲响了我的门。除了儿子之外，我没有任何亲人在此，我的生活一下子变得非常困难。

然而我又是幸运的，因为有你们的帮助！

在我治疗期间，我非常感激癌症中心及那么多志愿者给予我的帮助。是你们用金子般的心照亮了我，温暖了我。志愿者告诉我，癌症不是世界末日，我仍然有希望，正是他们的鼓励和爱给了我生活的希望和勇气。我的捐款虽然很少，却代表了我的心意。我希望将来我能尽我所能帮助更多的人！

祝所有人健康、平安！

再次感谢你们！

两周之后，2016年11月18日，我收到了一封感谢信：

亲爱的：

请接受癌症中心对你慷慨支持的衷心感谢！

癌症中心基金用于所有类型的研究，提供有关癌症、风险降低和治疗的全面和可信的信息，以及为癌症患者和家庭提供支持。

安大略省每年有59500新增癌症病例。但是好消息是，我们正在取得进展，应对各种类型的癌症。这其中如果没有你们的捐助是不可能的。你是连接昨天的基础与今天的发现，以及明天的胜利的重要和无价的纽带。

再次感谢你对癌症发展历史中的帮助！

癌症中心总裁兼CEO

Lynne Hudson

就这样短短的一封信，我的心因为这封感谢信变得温暖而柔软。我心里特别骄傲，为自己的捐助行为而自豪！我心里特别高兴，为这份小小的贡献对别人真的有所帮助而感到幸福！这份幸福来自帮助他人之后的骄傲和快乐！

*

带着温暖上路

如果每个人都能在他人身处困境或不开心时伸出援助之手，我相信在温暖了他人的同时也会温暖自己，然后，整个世界也变得温暖起来。

11月15日，去沃尔玛买完东西，我们看到有一对华人夫妇正在从购物车里把洗发水、牙膏、生活必需品一件件有序地放在双肩背包里。我立刻明白，他们应该没有车，需要走路回家。看到那么多物品，我有些心疼地问："要不要送你们回家啊？"夫妇俩有些惊讶地看着我，笑笑说："没事，我们就是来看正在上大学的孩子，住两个月就回国了，现在每天走着来超市，几公里的路权当锻炼身体。"当反复确认他们不需要帮助后，我们走出了商城，却看到他们两个人互相帮助背上背包，男人手里还另外提着两个很沉的大袋子。我忍不住再次说："没事，我送你们吧，东西太沉了。大家都不容易，我们刚来的时候也是这样，没车寸步难行的日子我们都经历过。"与我同行的孩子他爸更是盛情邀请，坚持要送他们回家，夫妇俩这才高兴地坐上了我们的车。

我们送他们回到家，天色已黑，儿子还在家里等着吃饭，一进门我就把刚才的“光荣事迹”告诉了儿子，兴奋之情溢于言表，有点儿时“我的红领巾更鲜艳了”的感觉。

说来也巧，晚上我就看到了一部美国 5 分钟短片 *One Day*。导演用一个完美的长镜头，诠释了在世间爱是如何在人与人之间传播，直至改变世界的，看完后让我立刻想起我在加拿大所经历的温暖。

车的温暖

记忆的思绪把我拉回到 5 年前第一次旅行到加拿大。

加拿大的车站是没有站牌的，马路边只是有个小杆子，上面挂着汽车公司的小招牌，根本看不出是哪路车，往哪里去，乘坐公交车出行的人都有份交通路线图和时刻表。

某日，我带儿子去沃尔玛买东西准备乘坐公交车返回，来到我们下车时的车站却找不到我们要乘坐的 11 路公共汽车，见一辆公共汽车进站，我便问司机我要找的车站在哪里。司机给我指了一个看起来很远的方向，顶着烈日，我带着儿子顺着那个方向边走边问路人车站在哪，却没有人知道，因为所遇之人平时都是开车出行，很少乘坐公共汽车。这时只见一辆公共汽车开过来，突然停在我们面前，车门打开的一瞬间我停顿了一下，犹豫着问司机这辆车是往哪里开的。司机点头示意让我们上车，然后问我：“你们是不是在找我的车啊？刚才那个司机通过广播告诉我了，我就是来接你们的。”然后他又指着马路对面的站牌介绍周边车站的位置，之后，他才启动车辆。这一系列话语让我有些迷惑，我和儿子面面相觑，初来乍到，英语听力实在不能保证理解的准确性，于是我问儿子：“这车真是来接咱俩的吗？”儿子笑笑说：“我也是听他这么说的，真不可思议啊！”

我公公生病出院后我们去超市买东西，推着政府送来的轮椅，轮椅上放着买回来的生活必需品。正在马路上遛弯的时候，有辆车从我们身边经过，突然，这辆车又倒了回来，司机摇下窗户问：“需要我送你们回家吗？”这突如其来的问题，令我惊讶、不知所措，我笑着说了声：“谢谢，不用了。”看着离去的汽车背影，心中感慨万分，激动万分，这就是加拿大陌生人之间的友善和温暖！

两年前，我定居加拿大，买了车，出行方便多了。某日家里老人给我打电话说，看上了路边摆放的 4 件套花园用座椅加茶几，让我去路边把东西捡回家（加拿大每月有一到两次扔大件的日子，就是每个家庭会把闲置物品放在家门口，谁喜欢就可以拿走）。我赶到那里，看着漂亮、完好无损的家具，说明书和零配件还专门放在一个口袋里封好，心里却开始犯难，因为我的车太小了，根本装不走这么多东西。就在我们犹豫之时，这家主人从屋里出来，看我们搬运出现困难，执意要开着他的车帮我们把东西运回家。当我不知道如何感谢他的时候，他说：“我不要任何礼物，只希望你好好享受你的生活。”这句轻松平常的话语，在我心里暖暖地涤荡。

路上的温暖

冬日的午后，我在车里一边晒太阳，一边等朋友。温煦的阳光暖暖地照耀着我，我就趴方向盘上开始闭眼冥想。正美的时候，突然有人敲窗户，我抬头一看，一位老外站在我车边，用焦灼的语气问我："你还好吗？你没事吧？"眼睛里带着一丝焦虑。"没事啊。我挺好的！"我笑着说。老外继续说："你确认没事就好，我以为你不舒服。"我笑了，消化着刚才的情景，我猜她是怕我出事，所以急切关心我。一份温暖从心底、从胸口荡漾开来，以寒冷冬天著称的加拿大养育了如此温暖的加拿大人，他们又把这份温暖传递给了我。

加拿大还有一群警察，他们每天在街头巡逻"抓"小孩，专门抓表现良好的孩子，抓到就给他们开单子，用点赞单鼓励他们的良好行为，比如背着书包过马路正确走斑马线，骑自行车戴头盔，甚至按时完成作业的小朋友。这项活动是一位工作 28 年的加拿大皇家骑警于 2002 年创立的，截至目前他们已经开出上百万张"点赞单子"。小小的点赞单对于孩子们来说是极大的精神鼓励、最高荣誉和赞赏，是他们作为好孩子的见证，让孩子们觉得每个人都值得鼓励，他们愿意让儿时良好的行为成为成长道路上的好习惯。正是这种润物细无声的教育，传递着警察与孩子们、人与人之间的温暖和友善。

在我心底，我知道我带给别人的温暖是被别人传递过来的，如果每个人都能在他人身处困境或不开心时伸出援助之手，我相信在温暖了他人的同时也会温暖自己，然后，整个世界也变得温暖起来。

第三章

重建——生命的重建

*

我们的生命经历，完全是我们自己造就的，我们的一思一念都在创造我们的未来。让我们就在“当下”做一个全新的开始吧，在我们的世界里一切都好。

——露易丝·海

*

所有癌症患者不管嘴上如何表达，外表如何表现，从身体到心灵都经历了一场重创。那是另一种伤痛，另一种心理创伤。患癌之后，需要至少 1~2 年的心灵陪伴，在生命重启的过程中，心理援建更加重要。

*

请理解信任医生

我真心希望，我们的社会能够在医患之间多一分理解，对医生多一分信任。当生病必须求助医生时，那就选择信任医生，相信医生会得到更好的救助。

如前所述，在加拿大看病，每个病人都会被安排在一个专门的房间与医生见面，在那个私密的空间里，每个人都被赋予尊严，如果没有得到病人同意，病人的病情和秘密就只有医生知道。医生相当尊重病人的隐私。

就拿检查乳房来说，医生进到房间之前，病人都会穿上专门的衣服，有个小细节：当医生检查单侧乳房时，会把另一侧乳房用衣服轻轻盖上，只把检查的部位裸露出来。每一次看病，医生都会耐心解答所有问题。

虽然看病免费，但如果你想做个 B 超，做个检查，可就没那么容易了，每种检查医生都会慎重处理，因为政府不能随便替你埋单。你说你有钱，就想做个 B 超检查一下，对不起，没人给你开单子。

朋友老爸心脏要手术，连在家里走路都会随时有生命危险，但是也要等 3 个月才能住院，因为加拿大没有私人诊所，手术要排队，有钱也看不了病。还有个朋友在加拿大生孩子，下午 4 点因疼痛难忍请求医生给打无痛分娩针，但是因为麻醉医生下班了，直到她生完孩子也没有用上麻醉针。这种场景在国内是不可想象的。

于是，回国之后，第一件事我就是去医院做了个全面体检，预约各种 B 超检查，很高兴我终于能自主看病了。

在拥挤不堪、乌泱乌泱、满脸焦虑的病人间穿梭，我心里却挺高兴，总算见到这么多人，特亲切，特有安全感，我不孤独了。但是 B 超检查却让我有些不适应，也许是在加拿大经历了很长一段时间的治疗，我已经习惯了那里的环境，所以猛然再走进我们的诊室便多少不习惯。我做了心肝脾胃肾的 B 超，年轻的男医生示意我躺下，一边检查一边跟身边的医生聊天，因为我一切正常，很快就检查完了，就在我下床整理衣服的时候，医生叫了下一个病人，一个中年男子瞬间就站到我面前，我尴尬地穿上外衣就跑出了检查室。

接着，我做了妇科 B 超。医生刚开始检查，就有个病人进来，站在我旁边等着检查，医生劝了她半天好不容易出去了，又进来一个护士站在边上看着聊天。

乳腺检查的医生我认识，他检查很快，态度也很好，但是 B 超检查就用了 1 分钟，我问他情况，他说没事，所以快。接着就招呼外面排着长长队伍等待的下一个病人。

做完所有检查，一切正常，本应该很高兴，我却没有想象中的兴奋，随口跟同行的朋友说了一句："这看病也太速度了。"我的话音未落，一个走在我前面的年轻男医生回头看了我一眼，我知道，他对我说的这句话产生了情绪。他的回眸，让我下意识换了个角度去看我今天的经历，于是另外一句话从我心底生长出来：病人确实太多了，全国各地的病人都往北京最好的大医院跑，期待灵丹妙药解忧解患，医院拥挤成了必然。为了满足病人看病的基本需求，医生每天忙得喝不上水，没时间上厕所，所有医生护士都是连轴转，他们真的太不容易了。

有一件事特别让人感动：2017 年 1 月 27 日，大年三十。在出勤中牺牲的一名警察，他的妻子是名护士，得知丈夫受伤后却没有立刻离开医院、离开岗位，她说："我走了病人怎么办？病房不能没有护士。"直到接班护士赶到，她才赶去丈夫出事地，连丈夫最后一面也没见上。我们的医护人员的确让人敬佩。这就是我们中国的医护人员，必须是大写的赞，让我从心底敬佩他们，说实话，在国外真的少见。

想当初我在医院手术，从手术主任到护士，都对我照顾有加，让我在单间病房住了快 3 个星期。其间，有病人要求加价进入我的病房，主任没有同意，直到我的伤口基本愈合我才出院。那时，我对医生没有太多感激，还觉得应该等待伤口完全愈合才能出院。当医生再三劝我要在手术后尽快继续治疗时，和众多病友一样，心里一直隐约认为医生都是为了骗钱，为了挣奖金，所以才让病人放化疗，乱用药。现在想想，那些谣言都是对医生的亵渎，真是应该好好感激医生们，有他们的专业救治才有了我今天的康复。

大多数医生都是认真负责的，只是病人太多，医生已经牺牲了喝水上厕所的时间，实在挤不出再多的时间去看更多的病人，有时看病快是情有可原的。而且大多数医生都是根据专业经验为患者负责治疗的，只是过去有些“医闹事件”造成了我们的心理阴影，让我们本该相信的医生被蒙上了骗钱的面纱。

我真心希望，我们的社会能够在医患之间多一分理解，对医生多一分信任。当生病必须求助医生时，那就选择信任医生，相信医生会得到更好的救助。

*

癌症病人为什么会有悲伤感

癌症病人的悲伤感是一种正常的身体反应，那是身体在经历了药物和治疗的痛苦，在经历大磨难之后本能的生理反应。眼泪是排毒工具，哭出来可以排除身体毒素，是好事。想哭就哭，想睡就睡，不要憋着自己。这样才能尽快恢复起来。

西医用机器说话，用数据和图表告诉我现在一切正常，中医通过望闻问切便知天下，于是我联系中医，请他帮我再诊疗一下。依然是双手搭脉，我轻轻闭上眼睛，信任地等待医生的结果。诊疗结束，医生笑着对我说："你身体现在没有任何毛病了，只是血液里有些脏，应该是化疗药物的杂质还没有代谢掉。不过，你放心，我们有办法把毒素对身体的伤害降低到最小。"

"那有什么好办法呢？"我问。医生继续解释：放化疗的药物已经在身体中沉淀了太多破坏性的毒素，康复中不建议再使用任何药物，包括中药。是药三分毒。现在身体需要的是休息和代谢，恢复免疫功能。我的药方是：

· 每天想睡就睡，不要计算时间，听从身体需要。

· 每天多吃蔬菜和水果，为了多吸收纤维营养，建议榨汁服用。

· 适当锻炼，包括每天可以散步，做操；但不要感到疲劳，最好每隔 1 小时闭目养神 5 分钟。

“您知道，我学过心理学，有很多老师一直在帮助我，自己也用了很多办法来调整自己的心情和状态，但是说实话，独处时，为什么我总是感到有些悲伤，总是莫名地想哭呢？这也是为什么在全部治疗结束后，我执意要回到北京，因为我身体里的悲伤感出不去，我需要帮助。”说到这里，我再次想起当我与镜子里的自己对视时，看到眼睛背后的那丝淡淡的忧伤。

记得 Druming Therophy（鼓疗愈）课堂上，老师问我们：“得了癌症以后，你们最大的感受是什么？ angry（愤怒）？”当这个问题被抛出后，一个同学敲响了手边的鼓，去描绘和表达那份 angry，那是一份 angry 背后的悲伤和无力。一位老外解释她鼓乐声中的感受：“是的，我们都发自内心地感到悲伤，为自己悲伤，感叹命运的不公，感慨经历治疗的种种艰难。但是很幸运的是，我们活过来了。”她的话，让在场的很多人都流下了眼泪。我想，这应该是大多数癌症病人最真实的共同感受。

医生沉默了一瞬，然后若有所思地说：“过去我们在临床中看到很多癌症病人会有抑郁症状，我知道很多病人都有这种感觉，或者动不动就哭，特别爱流泪。可能他们说不出来，而你因为有心理学经验，能够体会到身体内在的感觉。在我看来，那不是抑郁，那是人的身体在经历了药物和治疗的痛苦，在经历大磨难之后本能的一种反应。眼泪是排毒工具，哭出来可以排除身体毒素，是好事。所以你现在想哭就哭，想睡就睡，不要憋着自己，无须故作坚强。这样你才能尽快恢复起来。”

医生让我坐直，在我的背后用一种特殊的针顺着我的脊椎两侧做了一些点拨，我的眼泪瞬间就流出来了。说来奇怪，自那日起，仿佛我的身体听懂了医生的话，或者说医生的话让我的身体找到了志同道合的朋友，一下子变得轻松起来，悲伤感逐渐褪去。

*

亲友的陪伴温暖了那颗悲伤的心

真正的大病是生命的一场灾难，重建也是一个巨大的生命工程，这个工程里药的作用只是一部分。治疗之后的半年里，需要静养，需要调心。而整个康复需要1~2年时间，“松、静、顺、遂”要一直保持下去。所以癌症病人康复过程仍然需要家人、朋友的陪伴和关爱。

回到祖国怀抱，回到父母身边，回到亲朋中间，我的身心立刻感到热烈的温暖，融化了那颗一直泡在伤感孤独里透着丝丝凉气的心。

化疗期间，爸妈一直精心照顾我，以至于化疗期间我的体重都在增加，但自爸妈走后，我的体重有点下降，我知道这是因为我的伙食质量下滑导致的。回到北京，老妈见到我第一句话就说：“没事，瘦了没关系，回家就好办了，我给你做，你好好吃饭，两星期我就给你揣起来。”我笑里带泪地躺在熟悉的床上，我回国前爸妈早早就把我的房间收拾好，买了新床单，被褥上还带着被阳光晒过之后的味道，那是一种熟悉的暖暖的味道，那是家的温暖，我闭着眼睛，去体会和享受那份亲切。

第二天一早，老妈带我去楼下饭馆吃早饭。还没进饭馆大门，我就兴奋起来，居然可以去饭馆吃早点，简直太方便了，祖国真好！要知道，在国外，别说早点了，买菜都是难题。我化疗期间，因为爸妈不会开车寸步难行，买菜实在不方便，加拿大的华人朋友们轮流带我爸妈去中国人超市买菜或者给我们送东西。老妈要计划着家里的那些菜在朋友送来下一批菜之前还能有得吃。

自从我生病以后，爸妈彻底想开了，再也不会吃剩菜剩饭，舍不得吃喝了，老爸说："政府给我们退休工资就是安享晚年的，我们要学会享受这退休生活。你现在没工资，爸妈养着你，千万不要为生活发愁，爸妈现在好好活着就有退休金，养得起你。你就安心休养，想吃什么爸妈给你买。"回国之后，每天爸妈都给我买最新鲜的食材，不问价钱，想吃啥就买啥，物质极丰富的世界让我心里乐开了花儿。一个字：美！

知道我回国休养，佳佳、阿荣和小白分别定期把我接到她们家里。佳佳、阿荣不但要给我做饭，照顾我，还要照顾刚上小学的孩子，还要上班，着实忙不过来。大学同学小白就把我接到她家里长住下来。

小白的女儿"小鱼儿"特意腾出了自己的公主房让我住，小鱼儿则和父母同床而睡。粉色的公主房贴满了漂亮的墙贴，闪亮的小钻石，毛绒玩具，各种书籍整齐地摆放在房间一角。

小鱼儿还把她柜子里的各种小女孩的头饰、发卡、精美物件一一展示给我，要知道儿时玩具匮乏的我从没有见过这么多好东西，触摸着小姑娘的那些宝贝，心里特别满足。

和小鱼儿一起搭建"乐高冰雪奇缘系列"，一起读书，一起给家里的小狗、小老鼠喂食，一起摘新鲜的食材。小鱼儿的陪伴，让我人生第一次有了当小公主的体验，短短几天，仿佛一下子填补了儿时内心的那种缺失。

小白每天都会从网上买蔬菜水果给我吃，无意中我看到她买的葡萄、哈密瓜贵得离谱，说："这不是抢钱吗？这也太贵了吧？不吃了。"小白说："你别管，这些蔬果对你有好处就行，比吃药，比上外面下馆子吃有营养就行。"她还在屋里种植了新鲜蔬菜，有生菜、冰草、香菜、西红柿等品种，每天清晨，我都会摘各种蔬菜，有时不洗就直接放进嘴里吃了。天气好的时候，小白就带我去植物园、圆明园、清华园里散步。

在小白给我提供的人与自然的完美世界里，我的心一点点被打开了，亮了起来，悲伤感离我而去了，生活真美好，我很满足。

在我最爱的大北京，在我深爱的故土，有我深爱的亲朋陪伴，对我来说就是最大的幸福。

真正的大病是生命的一场灾难，重建也是一个巨大的生命工程，这个工程里药的作用只是一部分，治疗之后的半年里，其实都需要静养，需要调心。而整个康复需要 1~2 年时间，"松、静、顺、遂"要一直保持下去。所以癌症病人康复过程仍然需要家人、朋友的陪伴和关爱。

*

如何面对“复发”这个恐惧

恐惧是个胆小鬼。它是生活唯一真正的对手，因为只有恐惧才能打败生活，它总是轻松、毫无差错地找到并攻击你的软肋。但恐惧源自你的内心。当恐惧被看到、被接纳、被温柔对待的时候，恐惧就会慢慢离开了。面对恐惧的基本方法就是看见它、面对它、表达它、管理它、正向替代它。

当身体出现问题时我们需要找医生“维修”，药物的出现让人类有机会去抵御疾病，延长人类的寿命，所以针对性地服药对疾病可以起到控制作用。但是用完药物之后，医生的任务其实就完成了。我们自己作为疾病和健康的“制造商”，康复的责任就在我们自己。

无论学习过多少心理学知识，无论有多少老师帮助，无论家人朋友如何关心我们，在康复过程中，我们最终都要面对自己内心的那份脆弱和恐惧。我知道所有病友跟我一样，在治疗期间会比较相信药物的作用，但是随着治疗的结束，“复发”这个问题会经常从头脑中冒出来。

我敢说 99% 的病人都会有同样的恐惧。任何一种身体上的不舒服，大脑都会带着我们联想到：“是否癌症复发了？”一个个负面的、破碎的记录，种种惶恐不安的情绪时不时就会跳出来骚扰我们。曾经的癌症经历使我们比健康人群更容易焦虑不安，恐惧和绝望如影随形地袭来。

从神经学上讲，在人类进化过程中，为了生存下来，祖先经历了太多的恐惧，所以我们有充足的理由警惕和焦虑。大脑最喜欢“放大过去的失败，忽视现有的能力，夸大未来的困难”。对生存而言，消极悲观经验通常更加重要。所以，我开始理解负面思想总会时不时冒出来的原因，并且特别宽容自己每天总会有那么多想法。

我承认我对未来有恐惧，比如对癌症未来的走向，或者说对生命的不确定性有恐惧。所以我要每天去学习面对恐惧，要做这些练习，练习关注现在，关注当下。我对待恐惧经历了 5 个阶段。

第一步，看见它。每当恐惧念头出来的时候，我会下意识感受到这份担心，这份恐惧。其实看到恐惧就是第一步。

第二步，面对它。当我意识到我有恐惧之后，可能会骂自己神经病，没事闲的吧？然后又胡思乱想。接下来，我马上意识到：我值得被温柔对待，我应该好好爱自己。我换个角度对自己说话：“你挺可爱的，那些过去的经历延续了你的一种思维方式，没事，慢慢来。放下那些负面思想吧，想些积极正向的词汇和做些开心的事情吧。”

我选择弄清楚正在经历的想法和感受，承认这些不愉快的想法存在，而不是看见情绪马上用“盖子”把它盖上，压下去，不承认。此时，我发现那种旧有的恐惧思维方式在被看到、被接纳、被温柔对待的时候，

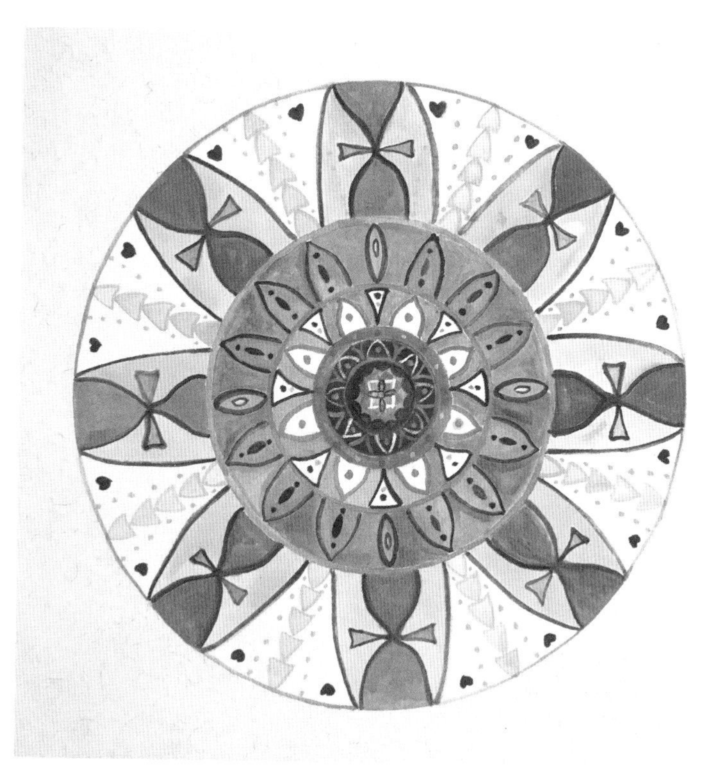

细毛笔的柔软轻轻抚摸着我的心，我们每个人都值得被这样温柔对待。

感恩自己，感恩所有。

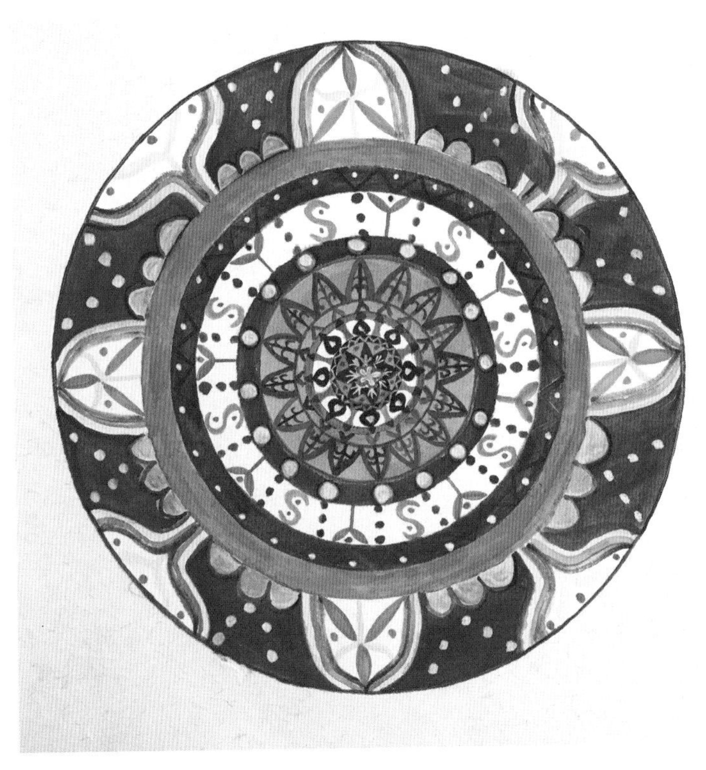

人生就像剥洋葱，总会一层层舒展开来。

曼陀罗的层次越多，越能挖掘内心深层的东西。

绘画是练就耐心、自我修炼的过程。

涂色是涂抹心情的过程。

最终，我们的心抵达“舒适”二字。

我对痛苦、对恐惧的感受降低了，恐惧慢慢离开我，快乐感随之升高。

第三步，表达它。表达思想和感觉，以某种方式“让它去吧”，真实表达出被压抑的负面，才是一剂最好的疏导解药。如果有可能，可以找亲友聊天或者找专业心理人士表达你的困惑和感受。而条件不允许的时候，我多会选择用日记的方式把它写下来，或者对着镜子自我表达。因为那些我们自己都不知道的阴暗的、被压抑的部分在通过艺术形式，比如绘画、音乐、写作、电影，或者散步、运动，甚至摔打枕头表达出来之后，会让我们看到所有生命、所有事物的存在形式都值得被尊重。

第四步，管理它。每当“担心复发”的思想冒出来，我看到那份担心就像个调皮的孩子，然后我会温柔地告诉自己：“好了，我看到你了，出来玩玩就回去休息吧。”用一种温柔的态度去管理令人困惑的思想和情绪。

第五步，正向替代它。用积极向上的、肯定的、正能量的陈述，代替头脑中重复和痛苦的想法。每当负面思想出来之后，我会用更多积极正向的词汇反复告诉头脑：“高高兴兴，健康长寿。”“我身体的每个细胞都充满了爱、快乐和健康。”“我身体的每一份感受都是康复的迹象。”“我与宇宙的治愈力量相连接，我将远离疾病，拥有健康。”我深信：“想象”先于“存在”，我们自己就是创造这个世界的主人，所以当我的身体感到不舒服时，我愿意想象这种不舒服是在提醒自己快乐的时候到了，而不是让担心复发的恐惧在想象中被无限扩大。

负能量的脑袋带不出正能量的人生。如果我们每天把注意力放在积极健康的事物上，然后自然而然地接受它，吸收它，增加我们意识当中积极乐观的情绪流动，就能够使免疫系统更强大，帮助我们对抗痛苦经历，我们的身体会从这个良性循环中获得奖励。

在不断提醒自己积极正向之后，我开始提醒自己关注当下，享受当下，去看看自己此时此刻的心境，看看自己此时此刻的状态，看看此时此刻身体想跟我说什么。哪怕只是几秒钟，让自己安静下来，关注当下的感觉，都会有幸福感升腾出来。

在不断反复练习之后，我发现头脑需要训练，放弃过去旧有的思维模式需要时间，需要方法。基本方法就是看见它、面对它、表达它、管理它、正向替代它。

化疗期间，我一直在看《跟着贝尔去冒险》，这是个有积极人生观的视频节目。我经常跟他们一起哭，一起笑，在常人看来贝尔是个疯子，而那些参与节目的明星我相信没有一个人是想成为野外生存的专业人士，他们都是普通人，他们有更多更好的机会挣到更多的钱，根本没有必要受这样的苦，但是到头来，他们吃了蛆，吃了虫子，喝了尿，战胜了自己心里不同的恐惧，"在生活里我们对自己再没有借口，再没有什么困难。"

整个过程对我来说也是个洗礼，有两个词也时常出现在我的脑海里，第一个词是：永不放弃。在任何时候、任何困难、任何你所认为的极限面前都不要放弃。当你渡过那些难关，会为自己骄傲。前面再没有什么困难是可怕的。

第二个词是：恐惧是个胆小鬼。那些明星有各自不同的恐惧，比如有人恐高，有人怕虫子，有人怕老鼠，等等，但是每个人都要面对那份恐惧。恐惧，它是生活唯一真正的对手，因为只有恐惧才能打败生活，它总能轻松毫无差错地找到并攻击你的软肋。就像贝尔说："当你面对恐惧迎头而上的时候，恐惧就已经不存在了，恐惧只来自心里。”其实恐惧本身也是个胆小鬼，恐惧源自你的内心。如果你能勇敢面对心中的那份恐惧，并且试着做些练习，做些改变，你会看到不一样的、更加强大的自己。

如果我们在人生中体验的每一次转变都能让我们在生活中走得更远，那么，我们就真正体验到了生活想让我们体验的东西。在变得强大后，回头看那些我们曾经以为是痛苦的经历，就会发现，正是这些困难，让我们得到了成长，正是这些痛苦，让我们变得坚强，勇往直前。最重要的是，永远不要感到绝望，幸福会在下一个转角迎接你。

面对癌症及癌症是否会复发这个难题，越来越多的好消息向我们走来。2017 年 7 月，美国 FDA 肿瘤药物专家全票通过了支持诺华制药的 CAR-T 免疫疗法上市，用于治疗儿童和青少年急性淋巴性白血病。癌症在变成一种常见病、慢性病和可治愈疾病。

我更愿意用 Facebook 创始人扎克伯格夫妇给女儿信中所说的一句话来鼓励大家：治愈疾病来日方长，短短5年到10年内我们会让一切不同。

假以时日，种子就会发芽；总有一天，你或你们的孩子将目睹我们只能想象的世界：一个对疾病不再恐惧的世界。

盼望着盼望着，春天的脚步近了。

*

重生后的日子怎么过

不是我们治愈了疾病，而是疾病改变了我们。既然已经重生，就别毁了我们的第二次人生，好好生活吧。我发愿要为我的身体和心灵健康付出坚持，付出努力。坚持才有希望，努力才有光明。

我们经常听到这样一句话：人生要是能重来一次多好啊！要是重活一次我一定不会这样！而现在，作为癌症经历者，作为重大灾难和事件的经历者，我比常人多了一份幸运，就是我经历了人生的重来一次。危及生命的疾病的好处之一就是，如果我们真正面对这个问题，我们就会意识到生命有限，现在可以做一些真正令人满意和值得的事情，可以重新做出新的选择。

就像那句话：生命中 10% 是发生的事情，剩下的 90% 取决于你如何面对它。在这之后的岁月里，之后的每一天里，我们如何面对生命，如何度过每一天，完全由自己决定和创造。

我想说，既然已经重生，就别毁了第二次人生，好好生活吧。所以我发愿要为我的身体和心灵健康付出坚持，付出努力。

其实每个人过得幸福与否，可以看看他（她）的身体是否健康，或者看看他（她）是如何安排每天的日程的。这些我们经常忽略的习惯、事情构成了我们每天的生活，决定了我们会有怎样的人生结果。之前说了很多康复中需要注意的事情，如坚持瑜伽、体能训练、散步、游泳等运动；饮食上多吃蔬果、粗粮，保持均衡营养；保证良好睡眠和二便通畅，这些我认为都是为身体健康所做的努力，与此同时我每天还要为精神健康做些努力。那么如何为精神健康做些努力呢?

加拿大心理学医生阿腊斯泰尔·坤宁汉 (Alastair J. Cunningham) 在自己患癌之后总结了一套完善的心灵疗愈自助方法，并在医生宣布无法治愈的转移性病人身上发现了精神帮助的显著结果。

他认为：虽然得癌症是物理原因，但癌症在精神上可能有一定的意义存在，可以让我们更深入地了解我们在宇宙中的地位。如果疾病是促进我们自我检查的学习体验，可以使精神层面的治疗力量在我们身上发挥作用的话，那么疾病就变成了一次精神上自我修复的机会。通过精神层面的自我帮助，有助于减少精神压力的物理效应，从而提高机体的免疫反应能力，促进疾病的愈合，同时代替了严重疾病可能导致的绝望，在心理和精神层面上的改变会给人带来安心和帮助。如果坚持自助工作，身体愈合可能会发生，即使没有，你也会获得更多的安心，并发现你的努力得到了充分的回报。

现在让我们做一些简单的练习，看看能否对精神健康自助有所帮助。在做练习之前，你可以选择一个相对安静和舒服的环境与姿势，做三个深呼吸，让自己放松下来，然后问自己一些问题，听听你身体和心里的答案。

· 如果现在对你身体病痛的地方做个采访：你觉得放松吗？今天你高兴吗？如果你感到难受，是什么事情伤害了你？问问自己：我能否享受生活的乐趣？我是否在抗拒乐趣，不让身体享受乐趣？

· 你觉得癌症在多大程度上影响并改变了你的生活？

· 你觉得你需要做些改变吗？如果需要，做些怎样的改变？这些改变对癌症的治疗与康复有哪些帮助？

· 列出你的 10 个最好的与 10 个最差的特征。请注意，即便找不到 10 个最差的特征，也要尽量找出 10 个优点。

· 在你的生命里你认为最重要的事情都有什么？不是一件，可以是很多件。然后按照你认为的重要顺序写下来。

· 如果对癌症病人来说，最宝贵的是时间，你愿意用 3 天碎片时间记录一下每天是如何消费时间的吗？看看有什么需要改变的。

这几个小问题你不必一次做完，可以在任何你觉得舒服的时候问问自己，相信你能找到一些答案，并愿意为自己做些改变。

但是接下来，也许你会发现身体病痛部分比之前更难受了，你发现生活里出现了更多的问题。我自己也经历过这些感受和问题，特别是当我觉得我为自己的健康做了这么多努力，而身体仍然有各种不舒服时，我也曾怀疑，也曾烦躁。但我告诉自己：所谓改变就是与过去的不同说再见，这个过程中一定会遇到旧思维的抗争，一定会有混乱发生。然后我会继续坚持，再坚持，真正的不同和改变就真的发生了。

人生就像婴儿学习走路一样，需要从迈步开始，谁也跳不过去。在为自己精神健康付出努力的过程中，我们也不可能越过任何一个步骤去“摘取果实”。如果绕过去，那叫作弊，也得不到好的结果。学习，改变，成长都是一步步来的，没有法宝可以跳过任何一步。所有事情的发生与改变都需要时间，需要练习，需要实践，才能收获，任何事情都有“1万小时定律”。唯有坚持才有希望，努力才有光明。

*

如何对病人进行心理疏导

“陪伴一个正在经受疾病折磨的人，你要学着成为一个合格的支持者，尽你所能像一块海绵一样吸收疾病带给他的情绪起伏。”你必须理会病人的感受，陪在他们身旁。他们需要的是“在平等关系前提下，你能感受到我的感受，并且给予我一些支持性的反馈”。

《恩宠与勇气：超越死亡》的作者肯·威尔伯曾经说：“陪伴一个正在经受疾病折磨的人，你要学着成为一个合格的支持者，尽你所能像一块海绵一样吸收疾病带给他的情绪起伏。”你必须理会他们的感受，陪在他们身旁。要知道，肯·威尔伯是一位非常专业厉害的心理学家，生活中又有多少人可以做到这点呢？

我们需要的是“在平等关系前提下，你能感受到我的感受，并且给予我一些支持性的反馈”。我们不需要怜悯。心理学认为，怜悯作为一种情感表达，同时伴随着一种评价。当我们在表达怜悯时，我们同时输出了评价：你是一个可怜的人，你是一个弱者。

当我们对别人表达怜悯时，本质上是帮助对方在心智上建造一座监狱，让对方在这监狱里看见自己的灰头土脸和弱不禁风。而这，就是对别人的限制和剥夺。

在我康复过程中，总会有人这样说：你是个病人，你要好好休息。我知道对方的确是在表达对我的关心。如果我们不愿意被反复提醒“你有病”，或者这种关心让我们感到不舒服，我们可以回应说：“我不是病人，我已经康复了！”

在我看来，我们需要给自己更多鼓励和正向思维，而不是同情和悲悯。我更懂得珍惜生命的美好，看到世界的美好，敢问，在钢筋水泥丛林中的“亚健康人群”能否有这么丰盈的人生经历和体验？谁又能说我的这些生命体验需要被悲悯和同情呢？

每个人耐受力不同，经历的治疗方案不同，体验和反应不同，各种不同构成了每个人的不同，但癌症对每一个个体而言都是100%的痛苦体验。所以不要去评判这件事，更多的是怀着一颗同理心陪在你爱的人身旁，陪他度过人生最黑暗的岁月。

曾经有一份《抑郁必备手册》，用绘画的方式讲述了当我们心理状态不佳时，当我们的亲人或朋友感到迷茫、抑郁、难过、悲伤时，身边的亲朋应该怎么做。

套用书里针对抑郁症病人的对话，我把心理疏导用语言举例来说明。

当我说“我感到很悲伤，很想哭”时，我希望亲朋可以说：“我知道你现在很难过，想哭就哭会儿。或者你也可以跟我说说。”而不是：“这么多人都对你这么好，你还有什么可不高兴的？”

当我说“我今天不想起床，感觉很累，不想活动”时，我希望亲朋可以说：“有什么不开心的事情吗？跟我说说。或者你先休息一会儿，如果你愿意可以根据你的身体情况我陪你散散步，适量运动对你的康复会有帮助。”而不要说：“你这样不行，我见到的病人没有你这样的，怎么老这么没精打采的呢，你得有精气神儿，犯懒怎么能好起来。”

当我说“我感觉自己很失败，我看不到生活的希望”时，我希望亲朋可以说：“你能战胜疾病坚强活下来就已经超出了常人，已经很棒了。再说你并不孤单，我会一直陪着你一起去找找你身边的资源，看看你了不起的人生。”而不要说：“你这样不对，你都没病了，你得高兴才是，不能整天胡思乱想。”

当我说“我不知道我想要什么？我不知道我该如何面对接下来的生活”时，亲朋可以说：“去试着想想小时候还有什么梦想没有实现的，不妨去尝试一下，我相信只要你坚持做自己，总会找到答案。”而不是说：“你自己都不知道谁能帮你啊？人人都是这样过的，都得靠自己。”

心理学认为：“每一种情绪背后都有一个未被满足的期待。”如果你悲伤的时候，恰好没有亲朋在身边，或者亲朋没有用你期望的语言理解你陪伴你，也许会产生更不好的情绪。那么如何消除负面情绪呢？我感觉最有效的办法就是镜子练习。

某日，朋友看到我伤心流泪，就用他们自己的语言和行为来“安慰”我，那份未被满足的期待使得我更加伤心和自我否定。回家后，我看着镜子里的我，突然哭了，哭得更加伤心，然后我对着镜子说出了下面的话：“我从走 5 步路腿就打晃要躺下休息，到 13 个小时的长途飞行回到祖国。我从刚回国时说半小时话就喘气费劲，到现在可以跟朋友聊天两三个小时再休息。我从每天在家走上 500 步到每天散步 1 小时。这都是我在努力恢复的过程，虽然这个过程有点漫长，虽然这个过程常人无法理解，但是我都在坚持，我都没有放弃，我都咬牙走过来了。我知道你们都疼爱我，你们是我内心最柔软的那一部分，我在生病和治疗的整个过程中，忍受了太多的伤痛折磨，受了很多伤害，我有很多委屈，现在我只想跟你们撒撒娇、耍耍赖而已，请你们换一种语言方式来爱我，请不要批判我，请和我站在一起。我只希望你们能看着我，陪着我就好了，谢谢你们一直在我身边。”正如一位抑郁症病人说：“当我感觉不好时，请不要用比较和规则告诉我应该快点好起来，更希望是陪伴、倾听，让我感到不是一个人。”如出一辙。

当我对着镜子说完这些话之后，瞬间我就不再感到孤独，眼泪也随之消失了。当看到镜子里坚毅的眼神，镜子里坚毅的回答，人也变得越来越有力量。

这条路很艰难，但只有“挨过最黑的夜，才能成为最亮的星”。生命掌握在自己手上，路还是要靠自己走出来。

*

不能为病人做心理疏导也可以给他们一个拥抱

拥抱是一种天然减压器。一个温暖的拥抱除了会给人以安慰，还可以拉近人际关系，减少恐惧，减少孤独感，甚至可显著降低死亡恐惧，有利健康。如果你不知道用怎样的语言去安慰你的亲朋，请放下你的面具，放下你的局促，放下你过去的习惯，去拥抱他们吧，那是爱的表达，你也可以从中受益。

记得曾经在 college 上课，老师让来自世界各地的同学一起讨论关于各国的风俗习惯，重点讨论了一下见面的礼节，特别是能否互相亲吻脸颊，每次亲多少下，以及亲吻的部位等问题。

老师说，加拿大人见面的官方礼节是握手，如果是家人或朋友见面，一般会通过拥抱来表达感情。南美国家的同学则兴高采烈地介绍他们每次见面要在脸颊上亲三下，并向我们所有人示意部位和顺序。之后轮到我介绍中国文化了，我是这样表述的：在中国我们基本不拥抱，除了家长会抱抱小孩子，平时我们不兴这个，即便是亲人之间也是如此，而且我们也很少说“我爱你”，特别是年长的人，甚至从没有说过这句话。

同学听完我的描述都很惊讶，有的人甚至张大嘴，瞪大眼睛看着我：“那你们如何表达感情呢？”

“爱是做出来的，用行动去表达就好了，比如说买点好吃的，多干点活之类。”我说。

同学又问：“你们见到爱人，见到亲人都不拥抱，那你们心里不压抑吗？”

我停了几秒，再次解释，我们是含蓄而内敛的。

在课上我没有肯定拥抱这件事的重要性，但自从学习心理学以后，我越来越深刻体会到：是人就需要拥抱，我们都需要抚摸，需要肌肤的爱抚，需要内心的表达，太过内敛的确会压抑人性中最基本的需求。温暖的、真诚的拥抱能够让我们体会到幸福。

先说拥抱对身心层面的意义。互相拥抱，给予对方的是支持和力量，可以让我们的内心得到安静，得到支持和温暖，最终让我们的内心回到自己的家。当我们放下头脑，放下思考，打开感受，真诚拥抱的时候，我们可以感受到身心能量流动起来的美妙。

心理学认为，拥抱是一种天然减压器。一个温暖的拥抱除了会给人以安慰，还可以拉近人际关系，减少恐惧，甚至可显著降低死亡恐惧。对孩子而言，拥抱可以帮助孩子进入成年后更好地应对各种压力。对成人而言，拥抱会减少孤独感，有利健康。

再说行为层面的拥抱。我们一般是这样拥抱的，拥抱的两人双手在彼此后背停留，肩膀部位互相靠近一下，然后瞬间分开，或者在彼此后背拍上几下，然后迅速分开。直到有一天我和我的美国老师拥抱之后，她认真地问我："你在敷衍我吗？"拥抱要停留一会儿，然后，她再次轻轻地拥抱我，同时带着我一起数了 5 秒，当停留时间出现的时候，我们的拥抱变得紧密了，我的身体有了新的感受，我可以感受到我们之间真诚的师生之情，感激之情，理解之情。我很感谢她教给我这个秘诀。感情是需要表达的，真诚的表达需要时间，需要行动，需要体会一切尽在不言中的感觉。

另外，除了拥抱这个动作之外我们还可以做什么呢？拥抱就是接纳，就是允许。我们可以拥抱、接纳、允许自己，以及孩子、亲人、世界的不完美；拥抱、接纳、允许真实的自我，真实的孩子，真实的亲人，真实的世界。当我们把心打开，用心去拥抱这个世界的时候，我们一定会有不一样的感受，看到不一样的人生。

如果你不知道用怎样的语言去安慰你的孩子、你的爱人、你的朋友，你是否可以拥抱一下他呢？去吧，放下你的面具，放下你的局促，放下你过去的习惯，做一点小小的改变，练习一下，用心感受一下，我相信你一定可以从拥抱中受益。

*

病人家属也需要心理支持

当“癌症”这个词笼罩一个家庭的时候，当饱受病痛折磨的癌症病人需要一个温暖的肩膀，甚至随性乱发脾气时，作为血脉相连的亲人，又何尝不需要理解和安慰呢？因此，当癌症来临的时候，每个家庭成员都需要照顾和帮助，都需要社会的援助和支持。

再坚强的人，也有脆弱的时候；再成功的人，也有失败的时候；再强大的人，也会害怕寂寞；再开朗的人，也有难过的时候。我们都是人，都希望有人来陪，有人来了解，有人来安慰，有人来鼓励。特别是当“癌症”这个词笼罩一个家庭的时候，当饱受病痛折磨的癌症病人需要一个温暖的肩膀，甚至随性乱发脾气时，我知道，病人家属往往要忍气吞声，总是用“他（她）是病人，我们不能跟他（她）斤斤计较”来劝慰自己，用爱去包容病人的任性。作为血脉相连的亲人，又何尝不需要理解和安慰呢？

在我看来，疾病首先是生病者个人的事情，但是因为人的社会性，一个人病了，除了对他自己会造成巨大影响之外，还不可避免地影响到家庭，对整个家庭的每个成员造成身体、心理、经济的多重负担。所以需要医生根据经验对症治疗，需要心理治疗师专业帮助，需要家庭甚至社会提供经济援助。当癌症来临的时候，一个家庭都需要社会的援助和支持。

艺术疗愈课上，老师让我们每个人把自己的左手画下来，把画剪下来，然后给自己的手绘画涂色。当我们把自己的“艺术之手”一起粘在墙上的一个同心圆里时，“力量”这个词便从我的脑海中浮现出来。老师说：“在这个世界上，不论是否身处困境，我们每个人都需要朋友，需要支持，需要帮助，只要把大家的手放在一起，我们才能感到温暖，我们才能得到力量。”

在癌症康复中心，会有很多针对家庭的援助方案，为整个家庭免费提供帮助。家人患病，每个家庭成员都需要照顾和帮助。因此这里除了之前提及的各种康复课程之外，每个家庭还可以有一位专门的家庭顾问，为病人父母提供咨询，与孩子交谈，解答家庭成员的慌恐和独特需求。

如果孩子患有癌症，父母的世界一下子就会坍塌，失去控制，家庭日常生活的变化也会令人不安。患有癌症的孩子，针对他们的兄弟姐妹和父母，指导其从初步诊断、整个治疗期和后期护理中学习如何在身体、营养、情感、财务和实际生活中照顾自己和彼此；对于来自癌症治疗的挑战及情绪障碍，提供整体健康营养方案。

2017 年 5 月，惊闻一位单亲华人妈妈因抑郁症去世了，所有人都非常感慨生命的无常，都不约而同去问为什么留下一个年幼的孩子就独自走了。于是这个地区的华人举办了一个筹款活动，一所华人学校决定免费为孩子提供教育支持。越来越多的华人朋友来找我探讨一些心理问题和家庭问题。在我们这个小小的城市里，各种华人的心理课堂、身心俱乐部、心理咨询微信群，热闹红火。从这些如雨后春笋般的生发中，不难嗅出海外华人迫切关注心理健康的味道。

加拿大有专门的精神健康协会（Mental Health Association），提供全天候 24 小时的精神健康服务。在国内，形形色色的身心健康方面的课程也异常火爆。正如美国心理专家盖伊・温奇博士（Doctor Guy Winch）所说："人类 100 年前开始关注个人卫生，人的寿命因此提高了 50%，身体健康和心理健康是一对双胞胎，如果从现在开始，人们开始注重情绪健康，知道如何从失败中康复，如何使自我感觉更好，生活更加满足和开心，我们的生活质量将有更大幅度的提升。"

我越发深刻感受到，身体健康和心理健康共同构成了高品质的生命基础。关注身心健康的时代已经来临。

同时，我也真心呼吁全社会能够尽快构建完善的心理互助体系，在自助与互助中帮助癌症病人及家庭渡过难关。

*

心理学在我身上的奇迹

在综合医院看门诊的全部病人中，70% 应该同时去看心理医生。其实，疾病的真相除了我们看到的部分，还有每个人内心世界构建出来的虚幻。不妨去看看那个虚幻的世界在你心里如何呈现。

偏头疼顽症通过心理治疗痊愈

从 14 岁起，我经常会发生偏头疼的症状。特别是开会、见到老师或领导讲话、紧张、着急、受风，都会引起头疼。头疼一发作，不能见光，不能吃东西，甚至恶心，只能睡觉，一般一觉醒来就啥事都没有了。上大学时好像最厉害，经常因为头疼耽误课，只能猫在宿舍睡觉。看过很多医生，有人说这是青春期造成的，等我更年期时就会好了。也曾想当史克公司试验品，尝试一种新药物，但由于老外医生太负责任，把所有可能引起的后遗症说得巨恐怖，最终我放弃了药物治疗。

2009 年，我当时做一档电视节目，言谈中随便说起头疼时，一位嘉宾突然拉着我的手，温柔地问我："亲爱的，你能想起当年你头疼时发生了什么事情吗？"我很奇怪她的问题，但是她的问题一经抛出，我脑子里就立刻想起了一件小事。

那是我上初中时，不知道初二还是初三，一个课间，我正在擦黑板，突然跟我关系还不错的一位同学跑到讲台前，给了我一个嘴巴，说我擦黑板的粉笔末弄到她嘴里了。到底那个嘴巴打得多重，还只是一晃我不记得了，只记得莫名其妙的事件发生后，那个同学就不再理我了。后来我把这件事跟我关系最好的两个同学提起，他们都还记得那个场景。虽然谁也说不清细节。我一直想不明白原因，后来还是我主动找她，我们才和好，但是否如初，我一直没想过。

直到 2010 年，有个周末我连续头疼不能缓解，正巧我见到了一位心理老师。看到我那么痛苦，心理老师第一次给我做了催眠，然后她让我看着我头疼的那个部位，问我什么感觉，想说什么，我说"委屈"。她一直鼓励我，让我重复这个词很多遍，我边说边哭，甚至号啕大哭。与此同时，她重复大声说着："散，散，散。"过了大约 10 分钟，在做了很多美好事物的冥想之后，心理老师把我唤醒，我摸摸那困扰我 20 多年的左侧太阳穴的疼痛点，当真消失了，时至今日，我这个部位再也没有疼过。

这是我第一次亲身感受到，原来疾病是一种诉说，背后都有一个未完成的事件。

头晕原来是心病

2010 年后，我经常头晕，每次晕起来闭着眼睛都天旋地转，除了头不能动以外，身体任何部位都可以自主活动，每次 4 个小时后，又跟没事人一样。因为每次都是没有征兆就突然眩晕，经常会在工作时间犯病，多次被救护车急救，同事一看到救护车就会猜到可能又是我。可是每次到医院一切检查都正常。后来又多次去各大医院检查，医生排除了美尼尔氏综合征、肿瘤、前庭功能障碍、耳石症、更年期综合征等所有可以怀疑的问题，就是查不出原因。直到我见到了他。

他是一位祖传中医世家的大夫，最让我佩服的就是他双手号脉的功底，我给他起了个别号：神准。给我号脉之后，他轻轻地说了句："没事，就是你的心包经堵了。我给你开只有三味药的中药，吃 15 服就好了，如果期间还犯病就改服另外一服药。"我记得其中两味是姜和枣。15 天之后，我再没有犯过这种头晕病。治病期间，他经常跟我聊天，开解我，甚至我嗓子疼了，他都会说："这不赖你，是天气原因。"虽然我知道他是在安慰我，但那种安慰当真让我很快得到了疗愈。正所谓："医者，偶尔治愈，常常帮助，总是安慰。"

那是我第一次知道，心里堵，原来可以导致这么严重的病症现象，而先进的医学仪器可能是检查不出来的。同时，我也看到，一个好医生不仅要为病人疗伤，更重要的是要疗心。

甲状腺疾病是情绪的郁堵

2013 年年底，某日我起床后一仰头，后背就动不了了，跑到北京最有名的骨伤中医医院去正骨，医生说那个寸劲导致了骨头错位。但是医生几次正骨之后，我每天起床和躺下时都会头晕得难受，当我再次去找医生时，医生说："骨头我给你正好了，你现在还晕的话，不是抑郁症就是更年期了。”那段时间，我脖子上起了两个非常疼的包，医生说是“亚急性甲状腺炎”，除了吃激素外，没有任何好的办法。

几经周折，我遇到了中医心理学专家肖老师。肖老师摸了摸我的后背，告诉我：“正骨压迫了你的迷走神经才导致你体位变化时的头晕症状。同时，你有很多委屈，很多眼泪在心里，甲状腺的问题就是因为有话说不出，才在那个地方瘀滞起来。当你把情绪释放掉，气血自然畅通起来。”

肖老师通过按摩和心理疏导相结合的方法对症治疗了两个月后，我头晕好了，再也没有犯过。又去医院复查甲状腺，医生说什么问题也没有，我不敢相信，又换了一家医院检查，结果一切正常。曾经的乳腺增生也没有了。

这是我真正开始全面接触和信奉心理学，我开始真正学习疾病与心理的关系。

当关于癌症的一切治疗结束之后，我做了这样一件事情。

找了一位中医心理学老师治疗，我提到过因从楼上摔下来而受伤的左臂。当老师见到我时，他说了这样一句话：“你身上背了太多压力，你其实早就累了，早就不想扛了，所以你这只胳膊就一直不想抬起来。”从那天起，我有意识地在吃饭、说话、走路期间，去注意我的肩膀状态，每当我下意识注意到肩膀时就提醒自己该放松一下了，瞬间，我就感到肩膀下沉，人一下子松了下来。也正是那时，我才发现原来大多数时间我的肩膀总是习惯性地紧张着。三次治疗结束，持续酸疼一年多的胳膊再也不疼了。之后，我很难再出现坐卧行走端着肩膀的状态。感觉放松下来真好。

一项针对高血压的预后研究报告显示：病后做心理治疗的小组成员10年死亡率仅仅是没做过心理治疗的一半。有人统计，在综合医院看门诊的全部病人中，70%应该同去看心理医生。其实，疾病的真相除了我们看到的部分，还有每个人内心世界构建出来的虚幻。

威尔·鲍温的《不抱怨的世界和人生》里写道："人们抱怨健康，不是真的生病了，像是病人的角色能让他们取得附带的好处，例如他人的同情，或者避开反感的事件。获取同情心和注意力，而抱怨疾病则是削弱健康的能量。'身心症'这个词是患者运用心理运作过程，而非生理因素所引发。根据医生估计，三分之二的疾病都源自于病人的心理。"

在这个世界上，每个人都有不同的信仰和信念，任何一种信念其实都是殊途同归，无非是让人有个积极的心态去面对人生。你可以选择任何一条通往让自己感到幸福和快乐的路，而我是个心理学的受益者。了解和学习心理学，关注精神健康和心理健康的目的，不是让我们的生活一帆风顺，更不可能让我们远离死亡，而是让我们学会理解和欣赏人生的不确定性，能够在遇到挫折困苦时调整好心态，宽容地善待自己、善待这个世界。学习心理学，让我实现了与自我的和解，从而解放了自己，自由了自己。

* * *

致生病的人

1. 鉴于过去付出太多，爱自己太少，请换个活法生活吧。只有爱自己，才能更好地爱他人，爱这个世界。

2. 每一位病人都应该掀开那层受害者的面纱，每个人都有重生的能力，不要轻易放弃生命、放弃救治，而应该看看你的资源在哪里，用尽资源，走到阳光下，活出自己。

3. 即便与我们共同经历了所有困难和周折，跟我们生活在一起的家人可以帮助、关心、爱护我们，但是没有人可以替代我们，最终只有自己为自己负责，告诉自己往前走不要回头。坚持就是胜利，给自己一个交代。

4. 寻找自己的路，照顾好自己的身体，对自己的生命负责，这就是真正的爱自己。

5. 对癌症的体会：不要怕癌症，请选择对自己负责的治疗方案，与积极正能量的自己和朋友为伍。

致患者家属及亲友

1. 致健康的人：说明你们到目前为止能够享受爱自己的生活，趁健康，继续狠狠爱自己吧。

2. 没有经历就没有发言权。没有孩子就不知道父母恩，只有经历过病痛，才能够懂得病痛的体验。人与人之间需要更多的爱和理解。如果你爱这位患者，请尽所能给予他心灵的支持，陪着他，共渡难关。这份爱的理解是一针强心剂，可以抚慰那颗受伤的心，这是比药更宝贵的资源。

我说

1. 什么是开心？开心首先就是要打开你的心，让阳光照进心里，然后和自然、雨露相融合。心打开了，自然了，真实了，看见美就会发现美了，心就笑了，愉悦了，开心了。

2. 什么是情绪？情绪就是心头有团乱绳，缠绕在一起，找到源头了，解开了，心就舒服了。

3. 什么叫真好？活着，让自己愉悦地活着，真好。

4. 什么是幸福？对于曾经和死神擦肩而过的我来说，活着就是最大的幸福。知道幸福的根源，看啥都是美的，每当我看到这世间美丑、善恶、高兴与悲伤，所谓的好与坏，我都会提醒自己活着是多么幸福的事情，于是发现万事万物都是美的，存在就有道理，这都是生活的一部分。全然接受一切，因为活着就是最大的幸福。活着让我有机会可以看到世间的一切，有机会看见并感受一切，就是幸福。

附录

志愿者们的故事

*

诚品书店创始人吴清友说：“人，生不由你，死不由你，但生死之间总得做点什么。”当我们为物质生活付出努力之后，实现了物质上的极大丰富；当我们为身体健康付出努力之后，实现了年龄数字上的不断延伸；如果我们每个人再花些时间在心理健康上，滋养和丰富我们的精神世界，相信会有更多人可以实现并体会到另外一种“富过王侯，富有四海”的感觉。

*

富豪志愿者们

得知癌症中心有志愿者驾驶员接送服务的消息之后，每次去医院之前我都会通过电话提前三天预约志愿者。去医院头一天会有志愿者直接联系我，并于次日准时到我家来接我。

第一次志愿者来我家时就颠覆了我对志愿者的所有想象。一辆凯迪拉克的 SUV 停在我家门口时，我有点惊讶，心想：志愿者居然开这么霸气的车来接我，这也是我平生第一次坐这么好的车，挺高兴。当我打开车门时，发现来接我的是一位六七十岁的爷爷，聊天中得知他今年 68 岁，但说实话他真的很帅，身体健硕，气质超凡得实在像个电影明星。再打听他的住处，才知道，原来他就住在安大略湖边的豪宅里。要知道我所在的城市是加拿大相当有名的中产阶级城市，据说加拿大最贵的房子就在湖边那里。所以总体描述这位志愿者是高富帅的老爷爷。

从 5 月到 10 月我治疗期间，一共有近 40 位志愿者接送我去医院，所有志愿者都是退休老人，年龄在 65~76 岁之间，爷爷居多，还有几位奶奶；他们做志愿者时间最短的几个月，最长 13 年；富商居多，开豪车居多，我前半生没坐过的好车，这次算是过了瘾；一周做 1 天志愿者的居多，富豪爷爷们在不当志愿者的日子里打高尔夫的居多。提起为什么选择在癌症中心当志愿者，回答说家里人或自己患过癌症后身体健康，就想奉献爱心的人士各半。每次把我送到医院后，少则半小时，多则三四个小时，他们都会边看书边耐心等候，毫无怨言。

*

马不停蹄的志愿者 Gerry

一般志愿者每周工作 1~2 天，一天最多接送两三个病人，其他时间会享受自己的生活，他们大多跟我住在一个城市里，往来相对比较方便。但是 Gerry 就有点特别了。

Gerry 的年龄应该在 70 岁左右，跟我不住在同一个城市里，他要开车几十公里，车程需要45分钟才赶到我家，我们到达医院已经下午2点，那时他还没有吃午饭，利用我治疗的时间，他去麦当劳买了份便餐。

与之前我认识的志愿者最大的不同是，Gerry 做志愿者的时间为每周 5 天，只有周末休息。而且其他志愿者都不愿意去多伦多，因为路远且交通堵塞是常态，所以在癌症中心注册时他们就会明确表示拒绝去多伦多的接送服务，但是 Gerry 依旧选择了别人都不爱做的事。比如他会经常从病人家接送病人到多伦多医院，一趟下来往返 150 公里，他经常一天跑三四趟，甚至从早上 7 点忙到晚上 9 点也是常事。

我问他为什么要这样，他说这里的人 65 岁退休以后就在家没事可干了，他希望找点事情做，每天可以帮助到需要帮助的人，还可以见到不同的人，聊很多有意思的事情，他说非常开心。Gerry 还告诉我，其实红十字中心或者一些机构的志愿者会得到一点点油费上的补助，可以挣到一点点钱，但是他仍然选择没有补助的癌症中心。我问他为什么，他说："如果想挣钱，我可以去工作，既然我选择做志愿者，就希望能无偿帮助需要帮助的人。"

每次见到志愿者开车来接我，我都会下意识地更显疲惫，因为实在不好意思让那么多长者来接我，我知道潜意识里我是想告诉他们，我真的很弱，我真的有病，我真的需要接送。

当我第二次见到 Gerry，并把我的顾虑讲给他听时，他说："志愿者之所以做志愿者，是因为他们愿意帮助需要帮助的人，只要有人需要帮助，不管受助者是 1 岁还是 80 岁，不分老幼和性别，他们都愿意伸出援手。也正是因为受助者的存在，才让志愿者做的事情更有意义。"

Gerry 的话终于让我理解了需要和被需要之间的关系。10 多年前我就常把"被人需要也是一种幸福"挂在嘴边，但那个时候都是我被人需要，都是我帮助别人，而今天，当我成为受助者的时候，我却很不习惯，不能心安理得。我应该心安理得接受帮助，我值得拥有这些无私的帮助。

过去我很发愁每次在车上应该跟志愿者说些什么，自从 Gerry 解答了我的困惑之后，我很高兴和他们聊天，我把这个过程当成练习英语的机会，当成了解加拿大人民的机会，当成采访的机会，当成扩展思路的机会。

*

让我流泪的志愿者

第一次坐进 Bruise 的车里，我们俩就愉快地聊起来了。我跟他做自我介绍，讲述我在加拿大如何努力却得了癌症，我不愿意继续治疗，我怕治疗伤害我的内脏和我的免疫系统，等等。这时 Bruise 对我说："你要相信医生，相信治疗，你要积极面对，10 年以后你会感谢这段治疗，会发现你是受益的。"他还说了很多，语速太快，很多话我并没有完全听懂，但是我却不由自主地流下了眼泪。

这是我第一次见到一个陌生人，一个志愿者流泪。看到我流泪，他说："请笑笑给我看，我喜欢看你笑。人的心情随时都会变，一会儿好，一会儿坏，这很正常。如果心情不好就走出家门，融入大自然，或者去做自己喜欢，让自己高兴的事情。"

下车后，我脑海里反复出现这句话，"我要相信我的医生，相信药物的主要目的是帮助我活下去，我只有相信他们，他们才能帮助我，否则就会前功尽弃。"我告诉他，他是我的礼物，虽然我一直在努力让自己积极生活，但是一直为化疗这件事耿耿于怀，总是担心和害怕，但是在这个关键时刻，他的话点醒了我。

在我治疗快要结束的某日，Bruise 再次来我家接我。因为接送我的老外都长得差不多，我实在记不清他们都是谁，我礼貌性地打招呼，还没等我嘘寒问暖，Bruise 就说有几个问题要问我，第一个问题就是："最近心情怎样？有没有哭？"这时我才反应过来，原来他就是带着问题有备而来的 Bruise。

当我告诉他，我最近心态调整得不错，每天都很快乐时，他特别高兴。他送我回到家时，我发现家门口的垃圾桶被人收拾好了，就随口说了一句："大概又是我的好心邻居做的好事吧。"Bruise 笑笑说："刚才我到你家等你，看你没出来，我就下车把垃圾桶帮你收好了。"我瞪大了眼睛看着他，感激之情再次油然而生，因为我知道，如果我不问，Bruise 永远也不会主动告诉我是他默默做的好事。

*

做过 CEO 的志愿者

2008 年，Neil 曾经在上海做过一年的 CEO，他 7 年前退休，便开始做志愿者。我问他为什么选择在癌症中心做志愿者，他说：退休前他得了严重的心脏病，并做了手术，他活过来以后，一心想为他人做点什么。有的公司聘请他继续做管理工作，他说他就想做马上可以实际帮助到别人的事情，癌症中心的志愿者工作恰好满足了他的需要，于是他开始当志愿者司机，每周两天，一直到现在。

我说："所有志愿者都有一颗金子般的心。"他说喜欢这个称呼，特别骄傲，并且以后会一直记得。对于癌症，Neil 觉得癌症患者比帕金森症患者更有生活质量，至少可以做很多想做的事情。而且治疗仪器越来越先进，他觉得癌症并不那么可怕。

*

患癌症的志愿者

接送我的志愿者有很多人是癌症患者，Ben 就是其中一位。他做志愿者已经 7 年，去年年底他自己也患上了癌症。3 个月前，他治疗结束后继续当起了志愿者。

当我谈起我这么年轻就得了癌症，心里难免会对未来有思想负担时，Ben 笑着说：“我妹妹 30 岁的时候得了肺癌，切掉了一个肺，现在她已经 65 岁了，你看她不是活得很好很健康吗？所以不要想太多，不要失去生活的希望。”

“癌症不是世界末日。”这是他说的最后一句话。这让我想起曾经在加拿大一高中期刊上看到同样的话：“学习成绩不好不代表就是世界末日。快乐和幸福的生活才是最重要的。”这就是加拿大人的思维，我喜欢。

Carlo 算是最年轻的志愿者，65 岁，做志愿者 7 年了，她开起车来相当酷。从年轻时她就喜欢开车，现在有空她就开着这辆小车带着老公跑到美国，跑到温哥华，到处旅游。我问她为什么要做志愿者，她说：

“谁也不知道明天是否需要别人的帮助。在我可以帮助别人的时候，我愿意这么做。”

对于患癌这件事，她以天生肺部就有肿瘤的侄子为例告诉我：“他先天肺部就出现了问题，谁也不知道他能活到什么时候，但是现在他已经34岁了，活得很好，还有了自己的家庭。人要永远保有希望，谁也不知道明天是否可以醒来，但人还是要对生活充满希望。再说，我们一定要相信医疗技术不断发展，相信一切都会好起来。”

当我告诉他们我也曾做志愿者的经历后，我有种遇到同道中人的感觉。感觉自己融入了这个社会。当时那么费劲去幼儿园当志愿者，现如今是这么多志愿者帮了我。拳王阿里说：“服务他人，是你为居住在地球上支付的房租。”

*

我的志愿者故事

在加拿大做义工（即志愿者）是一件很平常的事。政府一直鼓励人们做社区志愿者，为本地社区服务，为了进一步鼓励这种行为，自 2011 年起，政府还设立了加拿大义工最高奖项——总理义工奖。对于新移民来说，做义工是一个提高英语水平、快速融入真实社会的最好途径。

机缘巧合，2015 年 4 月，在一位朋友的介绍下，我有幸去 Children Centre（幼儿园）做了几个月的志愿者。

加拿大规定，成人做志愿者之前，必须要去警察局做无犯罪证明，有效期一般是 1~2 年，即到所在警察局填写一张表格，然后缴纳 25~35 加币，合 125~175 元人民币。两周后，警察就把无犯罪证明邮寄到我家里，意味着我可以随时上岗了。

在哪里都讲究关系，因为是朋友介绍，所以学校自然爽快同意我去面试。面试是友好、愉快而短暂的。简单寒暄之后，主任给了一张非常简单的表格让我填写，而核心任务是让我去找家庭医生，证明我没有肺结核。只要医生签字，次日我就可以入职了。

自认为身体健康的我，高兴地举着表格去找家庭医生。但出乎我意料的是，原来这张简单的表格真的不简单。看了表格，家庭医生用最难听懂的印度英语问我在国内是否注射过疫苗。本来我英语就不太好，医学英语又是最难的，谁知道那个疫苗叫什么？

医生问我有没有把健康卡（就是小时候注射疫苗的信息卡）带来。我都这把年纪了，小时候能吃饱就不错了，谁知道打过什么疫苗，谁会给我们做疫苗记录呢？无奈，我只好亮出胳膊上的疫苗痕迹，我记得小时候打过的貌似叫“卡介苗”，以告示医生，我打过疫苗，我很健康。

印度裔医生很遗憾地摇摇头说：“这个无法证明你没有肺结核，而且肺结核在亚洲国家里没有完全灭绝，所以你必须做这个体检。”并告诉我她女儿也走过这个流程。

也就是说，我必须要做个结核菌实验，实验过程是：首先在胳膊上注射点啥，然后医生会画上一个圆圈，注射过的地方会起红包，10天左右去看这个圈的大小，如果红包超过标准就要再去照X光片；如果没有问题，医生就可以签字了。我着实很犹豫，一直向医生询问，这注射的到底是什么？会不会实验完了我反而得病了。医生的解释是，一般不会，但是也有人会在几十年后发现自己感染了肺结核。我的天啊！就为了当个志愿者，我干吗让自己感染结核菌？医生说，这么做是为了保证孩子的健康，如果是去医院做志愿者，检查的项目更多，要求更严格。

从医院出来，我心情异常矛盾，到底要不要去幼儿园做志愿者呢？在思想斗争中，我想：既然来到加拿大，就要融入社会，熟悉这里，未来我也要做与教育相关的事情，做志愿者对我来说是个机会，让我有机会去了解加拿大的教育。再说既然这是正常流程，我就没有理由在梦想还没开始的时候因为这件事而放弃。最终，我接受了这个实验。

两周之后，医生通知我取结果。但很遗憾的是，我的红包超过标准1.5毫米，我被告知必须要去照X光片，同时需要自己支付47加币，合250元人民币（志愿者体检是由政府出资的，但是照X光片就要自己付费了）。我再次犹豫了。我大学的专业是物理，心里一直对X光片有着很强的芥蒂。一般每两年，我才会同意在体检的时候照一次，再说我在国内刚体检完，一切正常，为啥还要照片子？其次，我连工作都没有，做个志愿者还要自己掏钱？退缩、放弃，这些词藻始终萦绕在我的脑海里。

每次当我想退缩的时候，就会告诉自己，所有的安排都是最好的礼物。

经过与家庭医生反复讨论，她同意把我国内的体检报告拿给她看。最终，她在签字栏写下：体检报告的X光片显示没有问题，但不是英文报告，我无法证明真实性。

为拿到这份医生的“权威报告”，我又支付了20加币，合100元人民币。

不管怎样说，总算过了这一关，下一步要去幼儿园看看校方的反馈。当我心惊胆战地把报告送到学校时，主任居然欣然接受了这个结果。

终于，我可以入职幼儿园了。

我所负责的班级孩子年龄在4~5岁。虽然在国内我做过高中老师，但由于没有当地的文凭，我只能做助教。我的主要工作就是给老师打下手，分发食物，收拾屋子，准备教具，陪着孩子们玩耍等。虽然时间不长，工作量不大，但我还是从中受益匪浅。

刚入园的时候，孩子们见到我会叫：“Betty 你好，你能帮我吗？……”后面的话我就听不懂了，每次都要回一句“对不起，你能再说一遍吗？”当孩子们问我三遍，然后我又回问三遍还不能解决孩子们的问题时，孩子们就失望地走了。我也很不舒服，可是真听不懂他们让我干啥。

有一天老师正忙，让我给几个孩子读书讲故事，我信心满满地捧起 4 岁读物，读着读着就卡壳了，啥单词啊？根本没见过，还特别长的一个单词，也不明白啥意思，孩子们瞪着眼睛看着我，无奈只好求助老师，那叫一个尴尬啊。

作为助手，老师也经常让我帮助取一些东西，或者分配我做一些工作。记得第一次老师让我去衣帽间取孩子们喝水的瓶子，可是她用了一个我从来没听过的单词，我重复了两遍她说的单词，又问了两遍东西摆放的位置，然后调动我所有的感觉系统，试着找到她说的东西。当我举着一箱子水瓶给她的时候，她的一句“谢谢”，让我如释重负。

渐渐的，老师和孩子都开始熟悉我，我也逐渐摸到一些规律，心理上没有那么多害怕，也不会担心自己听不懂，说不清，一切越来越顺遂起来。

转眼之间 4 个月过去了，当我离开学校的那天，孩子们围着我笑啊，说啊，极度配合与我合影留念。学校主任说，他们非常感谢我这位志愿者，感谢我给予学校和老师的帮助，只要我有时间，随时都欢迎我的到来。

同时，我收到了一张志愿者的工作时间证书，这张宝贵的证书是我在加拿大拿到的第一张“文凭”，我很骄傲，很珍惜。

2016 年《人民日报》（海外版）发表了我的文章《移居加拿大从做义工开始》。回头去看，我忽然体会到我的人生其实相当丰富，我一直努力生活，体会生活，没有偷懒，愿意付出，我的人生其实没有什么遗憾。只是这次生病唤醒了我要更加仁爱自己。当初那么艰难的义工过程，现在都变成了财富，就像如今去医院全靠志愿者接送时，我可以自豪地告诉他们，我也曾经是志愿者。这就是回向。善有善报。

人生就是在很多不经意的拐角成就了今天更好的我们。这份志愿者经历，变成了让我骄傲的财富，也为治疗期间的自己造福。在漫长的人生中，回报不一定在付出之后立即出现，只要你肯等一等，生活的美好，总在不经意时盛装莅临。

我始终相信，我们在帮助别人时自身一定会获得好处，比如幸福感、满足感、成就感等，这份好处是在不断服务他人后方能体会得更加深刻，而乐于助人的意识也会在不知不觉中融化到血液里，变成一种品德，这种品德是不需要对外张扬、让外界认可的，而是一种自我满足和幸福感。

我相信坚持做志愿者，会潜移默化地让我们从最初单纯为了完成任务、祈求别人赞誉的“功利之心”，过渡到发自内心帮助他人、颐养自己心灵的“公益之心”，而公益之心的受益者最终还是我们自己。我们相信：在公益之路上，越来越多的功利之心正在悄然褪去华丽的外衣，呈现出人性中最美丽的善良之心。

诚品书店创始人吴清友说：“人，生不由你，死不由你，但生死之间总得做点什么。”当我们为物质生活付出努力之后，实现了物质上的极大丰富；当我们为身体健康付出努力之后，实现了年龄数字上的不断延伸；如果我们每个人再花些时间在心理健康上，滋养和丰富我们的精神世界，相信会有更多人可以实现并体会到另外一种“富过王侯，富有四海”的感觉。

后记

人有一生，我有幸活了两辈子

初到加拿大，我就写下了这句话："人有一生，我有幸活了两辈子。一辈子在中国，一辈子在加拿大，因为地域、语言、环境、人文、习惯的全然不同，让我体会了两辈子不同的人生。"

现在这句话再次应验并得以丰富。我的一生，活出了两辈子。第一辈子我在中、加两国为名利、金钱、浮华的梦想努力拼搏。第二辈子，在癌症被治愈之后，我知道生命中除了为梦想拼搏之外，更要学会享受当下的福气，学会享受生命的乐趣，享受这一世的弥足珍贵，成为自己生活的主人。

这本书是我在生病期间创作完成的，写作像一剂良药让我在伤痛中得以解脱；这本书是我过往经历的一个总结，可以在未来岁月里偶尔拿出来翻翻，是值得纪念的礼物；我也希望通过这本书，能让我认识和帮助到更多困境中的朋友，遇到更多感同身受的知音。

梦想要有，但不能一直活在梦想中；努力要有，但不能要求每次努力都有回报。所以我对待这本书像对待孩子一样，帮助它、爱护它，让它幸福生长，而不是决定它的命运。艺术的世界里没有好坏对错，只有喜欢和不喜欢，对于这本书的读者也同样适用。这个世界没有完全一样的人，也没有完全一样的病，更没有千篇一律的治疗和康复方案，相信每个人最终都会得到不为难自己的、喜欢的、适合的、感到愉快的帮助。

2018 年 6 月 6 日，加拿大宣布大多数早期乳腺癌患者能够通过手术和荷尔蒙药物完成治疗，完全放弃化疗。看到这个消息，我的第一反应是遗憾，如果是在两年前，我就不用那么艰难地选择是否化疗，也可以免受化疗带来的一系列负面伤害。但更多的是高兴，科技发展让我们对健康更有信心，会有更多人因此受益，能够科学、健康、乐观地面对癌症，对未来的生活充满希望。

感谢家人的陪伴与照顾，感谢挚友们的鼓励与帮助，感谢自己的努力与坚持，感谢老天让我重生，让我有机会在世间继续品美食、赏美景。生活给了我们舞台，我们既是编导，又是演员，我们终于有机会去不断超越角色和生命的极限，体验最棒的人生。待我 88 岁大寿时，我要召集 88 名帅小伙，摆一次蟠桃会，我要吃巧克力馅儿的寿桃，然后大喝一声：小的们，走起。

2018 年 6 月 10 日加拿大